こころの終末期医療

スピリチュアルペインを乗り越えて

ジャーナリスト
入江吉正 著
Irie Yoshimasa

Forest
2545
Shinsyo

まえがき　魂の痛みに立ち向かう旅へ

私は六五歳の老ジャーナリストで、これまで月刊誌『文藝春秋』や週刊誌『週刊ポスト』の記者として政治、経済、社会、事件などのジャンルでさまざまな取材を重ねてきました。

仕事柄、物事を客観的に見るクセがついていて、どちらかというとシニカルな性向が身についています。正直に言って、これまで人の内奥《ないおう》に潜《ひそ》む心の闇について深く考えてきましたが、心の声といったスピリチュアルなものに対して宗教的、オカルト的といった印象しかありませんでした。むしろ、スピリチュアル的なものを敬遠していたところがあります。

そんな私が二〇一七年一月、いきなり脳梗塞《のうこうそく》に見舞われました。

自宅で一人、机の上のパソコンに向かって文章を書いているときのことでした。いきなり右手の薬指と小指の力が抜け、体に起こっている異変を感じたのです。それは、自分の体が時間の経過とともに麻痺《まひ》させられていく感じでした。

実は私は、過去にも二度、脳の疾患《しっかん》で入院したことがありました。最初が三年半前の硬膜下血腫《こうまくかけっしゅ》、次が二年前でその疑い、そして今回の脳梗塞です。

三度にわたる脳疾患で、それまで計画していた人生プランが次々と絶たれていくことに、私は戸惑《とまど》いを覚えました。ジャーナリストという仕事が続けられなくなる心配もあって、自分や家族の将来を考えると経済的な不安にも襲われました。同時に、これまで生きてきた人生の意味や価値について後悔の念に苛《さいな》まれることが多く、八方塞《ふさ》がりの「魂の痛み」を感じたのです。それは、「生死にとって絶対的価値を持つもの」「内なる本当の自分」に対する痛み、スピリチュアルな感情でした。

スピリチュアルという言葉は、一般的に「精神的な」「霊的な」という意味で解釈され、現在では心理学や宗教、音楽、ヒーリング、心霊現象まで表現する言葉として多くの人に知られるようになりました。

しかし、この本で述べるスピリチュアルとは、そうした現象のことではなく、将来に不安を覚える魂の問題を指します。

多くの場合、人生の終末期を迎えた人は身体的、精神的、社会的な苦痛だけでなく、死に対する不安や恐怖、生きている意味や価値の喪失、それまでの人生に対する罪責感などの「魂の痛み」を覚えるようになります。そうした痛みは、「スピリチュアルペイン」と呼ばれています。

スピリチュアルペインは、日ごろ平穏な生活を送っているときにはあまり表に顔を出すことはありません。自らの病や老い、突然の余命宣告など、これまでふつうに暮らしていた生活が一変したとき初めて生じるのです。

「死ぬことが怖くて不安でしょうがない」
「孤独でつらい」
「自分の世界が壊れたみたいで生きていることが苦しい」
「自分の生きる意味や価値がわからなくなった」
「なぜ自分だけこんなつらい苦しみを味わわなければならないのか」
「家族と二度と会えなくなると思うとつらい」

こういった「魂の痛み」、誰にも答えられない自分自身の人生の意味や価値を問う状況に直面するのです。

スピリチュアルペインを一気に解消する「特効薬」はありません。しかし、それを緩和し、安寧《あんねい》な心の状態へと導く方法はあります。それはスピリチュアルペインを自覚している人の側に寄り添い、その人の魂の健全性を守ってあげるスピリチュアルケアの提供です。

私は三度の脳疾患に侵され、スピリチュアルペインを経験しました。だから、この本を書くことで自分と家族の心の安寧、生きている意味や価値の確認、人生の幸福感を獲得したいと思いました。そして、国内外のスピリチュアルケアの現場を参考にしながら、私なりの安寧を求め、「魂の痛み」からの脱出への旅に出かけようと思い立ったのです。

この本では死を意識している末期がん患者、うつ病患者、将来の生活に不安を覚えている中高年の男女など程度の差こそあれスピリチュアルペインに苛まれている人たちに魂の安寧と人生の幸福感、生きている意味や価値を獲得できるヒントとなるものを少しでも提示できるのなら幸いと思っています。もちろん、脳梗塞の後遺症や老化による体力の衰えに悩まされている自分のためでもあります。

現在では、後遺症として残った右半身の麻痺もリハビリを繰り返すことによって徐々に回復しつつあります。ただ、取材の過程では会話にまだ難があり、アポイントメントや現地での取材などでいろいろ苦労しました。取材先へ向かうとき、まだ体のバランスがうまく保てずに何度も転倒しそうになったこともありました。

しかし、何より一番うれしかったことは、これまで生業《なりわい》としてきた文章が再び書けるようになったことです。

今まさに「魂の痛み」を覚えている人たちも、この本を読むことでスピリチュアルペインから脱出し、それが「人生の幸福」へとつながることを心から願っています。

こころの終末期医療　もくじ

第三章　スピリチュアルケアに向けての旅

第五章 心の安寧と幸福を求めて

第一章

死に直面して初めて気づく魂の痛み

人生で一度は必ず訪れる魂の痛み

人は心身ともに健康なとき、それが当たり前のように長く続くものと思っています。ところが、思いもよらない形で襲いかかってくるのが病気です。病気の種類によっては、それまで順調に過ぎていた人生が一気に奈落《ならく》の底に突き落とされることもあります。がんや心筋梗塞、脳卒中など死を連想させる病気に侵されると、生きている意味や価値を見失ってしまい、自分を支えてくれるものが見つからない不安定な心境に追い込まれることがあります。

終末期患者は、侵された病気やその治療にともなう「身体的苦痛」「精神的苦痛」「社会的苦痛」を覚えます。

そして、近づいてくる死を意識して感覚的に敏感になったり、死を予感すると、人生の意味や価値への関心が高まります。これまでの生き様を後悔して罪責感にも苛まれ、死の不安や恐れ、苛立ち、怒り、孤独などにも苦しめられます。

人生を振り返ったり、自分というものを深く考えたりするプロセスに圧倒されて、初めて気づく「魂の痛み」は、「スピリチュアルペイン」と呼ばれています。

スピリチュアルペインは、平穏な生活を送っているときにはまったく現れません。しかし、病気や老いで死が近づいて「自分の生」が根底から脅《おびや》かされるという人生で最大の危機を迎えたとき、医者から余命を宣告されたときなど、死の不安と恐怖に襲われて単なる精神的苦痛を超えた「魂の痛み」としてスピリチュアルペインを自覚するのです。

これはキリスト教や仏教、イスラム教など宗教を信仰しているかどうかに関係なく、ほとんどの終末期患者に現れるとされています。


「自分の死が近づいてくる」

「病気に見舞われているので先行きがまったく見えない」

「これまで通りの生活ができない」

「自分の世界が壊れてしまったみたいで生きていることが苦しい」

「自分を支えてきた家族や会社、健康などを失ってしまう」

「生きている意味や価値がわからない」

「なぜ自分だけがこんなつらい苦しみを味わわなければならないのか？」

「迫りくる死のことを考えると不安で、怖くて眠れない」

「孤独がつらい」

「このまま病気が治らないのなら早く死んでしまいたい」

「死んだら無になるのが怖い」

「神様に罰されて死んだら地獄に行くのか？」


スピリチュアルペインとは、死と直面したとき、生きる意味や価値、目的、アイデンティティー、価値観、人生観、世界観、人間関係など自分の存在全体についての苦痛を意味しています。それは患者にとっては、肉体的、精神的、社会的な苦痛と同様に耐えがたいものです。ひどいときには闘病生活を乱し、家族や会社、組織などでの人間関係まで混乱させて病気そのものを悪化させてしまいます。

不安や恐怖、怒り、苛立《いらだ》ち、孤立感、無意味感、無力感などの感情は、「魂の痛み」によって生み出されます。しかし、それを一気に緩和する「特効薬」などありません。

人の死には、いろいろな形があります。

寿命を健やかに全《まっと》うした死、終末期に疼痛《とうつう》で苦しんだ死、家族に看取《みと》られながら迎える穏やかな死、または孤独な死、人生に満足して旅立つ死、後悔の念を抱いたままの死……。

誰にでも、死は必ず訪れます。

世界では、年間に約六〇〇〇万人が死亡しています。計算すると、一日当たり約一六万人が死亡していることになります。日本人の死亡原因は一九八一年以降、悪性腫瘍《しゅよう》（がん）が第一位、「国立がんセンター」のデータによると年間約三七万人（二〇一四年）ががんで亡くなり、新たに約一〇〇万人（一六年予測）ががん患者になっています。

つまり、これだけの人たちが必ず抱く痛みが、スピリチュアルペインなのです。

脳梗塞に襲われて近づく死の恐怖

人生の転機というものは、ほとんどが最悪の形でやってきます。

順調に前に進んでいるとき、病気やケガ、家族間のトラブルなどが行く手に立ちはだかってくるのです。いきなり見舞われた不遇によって思わずつまずいたとき、人生のレールを大きく踏み外したような気持ちになります。

私も脳梗塞に見舞われたあと、それまで予定していた仕事や旅行などの人生プランがほとんどダメになりました。

私を襲った三度目の脳梗塞は、右手の指に脱力感を覚えてから一時間弱の間に主に右半身がどんどん麻痺させられていくといった感じでした。その麻痺の進行がどこで止まるかわからない死さえも予感させる恐怖感は、今でも決して忘れられません。

脳梗塞に見舞われた午前中、いつものようにパソコンで文章を書いていた右手の指に異変が起きました。薬指と小指が、いきなり脱力したのです。以前、脳神経外科医に脳疾患について取材していたこともあり、とっさに「これは脳梗塞に違いない」と判断しました。

すぐに、近くの脳神経クリニックに行き、受付で症状を訴えました。しかし、「先生が診察中で、ちょっと待ってください」と言われて待機させられました。その間も、症状はどんどん悪化していきます。

脳梗塞は時間との勝負とされています。その医師が診察を終えるのを待っていては命の危険さえあると瞬時に判断し、以前に硬膜下血腫の手術を受けていた総合病院に急いで向かうことにしました。その際、あえて救急車を呼ばずに少しの時間も惜《お》しんでタクシーで病院へ直行しました（通常は車で駆けつけても緊急措置をしてくれない場合がほとんどです）。

幸いタクシーの運転手がその病院の場所を知っていました。病院に到着すると救急外来の窓口で、自分の頭を指さしながら麻痺が始まって脱力感を覚える自分の口で「脳梗塞です」と担当者に伝えました。

ただちに医療スタッフの介添えでＭＲＩ（磁気共鳴画像装置）による脳の検査、続けて心機能の検査も受けました。検査台に寝かされたまま担当者から名前と生年月日を聞かれても、うまく呂律《ろれつ》が回りません。右半身がどんどん麻痺していく感じで、ふと脳裏で「これで人生も終わったな」と独り言をつぶやいたことを覚えています。

なぜなら、ふつうの行為が当たり前のようにできないことを短時間のうちに痛感させられたからです。そのとき、近づいてくる死を強く意識したのです。

三度の死に直面して湧き起こったスピリチュアルペイン

私は入院するのが人生で三度目でした。一度目が硬膜下血腫、二度目がその疑いで、三度目が脳梗塞です。

硬膜下血腫とは、脳を覆っている硬膜と脳との隙間に血が溜《た》まっていく疾患です。三度とも「死の瀬戸際」を体験し、近づいてくる死の意識に「これは好き勝手に生きてきたことに対する天罰なのか？」「なぜ自分だけがこんなつらい苦しみを味わわなければならないのか？」「まだ死にたくない」「やり残したことはたくさんある」といったスピリチュアルペインが湧き起こってきました。

これまで家族から日ごろの暴飲暴食や喫煙について「体に良くない」とたしなめられていましたが、指摘された生活態度を一向に改めようとしませんでした。その結果として、万病の元とされる高血圧や糖尿病など生活習慣病の悪化が進み、脳梗塞を発症させてしまったのです。

一度目の硬膜下血腫では、ペットボトルで二本半分の血が二年近くの時間をかけて脳に溜まったということでした。それが体の動きに症状として現れたとき、足元がおぼつかなくなりフラフラしながらやっと歩けるといったあり様でした。

深夜寝ているとき、頭のなかが音を立てながら回転しているような感じになり、かなりの頭痛もともなっていました。頭のなかで常にグワ〜ン、グワ〜ンと不快な雑音が鳴り響いている感じになっていたのです。

二時間近くかかった開頭手術でしたが、溜まっていた血をほとんど取り除くことができて成功しました。手術後、ストレッチャーに乗せられて病室に向かって運ばれているとき、流れ去る天井を見ながら「運良く生き残れた」とこみ上げてくるものがありました。幸い手術による脳神経の損傷もなく、目立った後遺症もありませんでした。

二度目の入院をしたのは、硬膜下血腫の疑いでした。その夜、知人とお酒を飲んだあと、地下鉄のホームでいきなり意識を失ったのです。午後一〇時ごろ、私は病院に緊急搬送され、翌日午前四時半ごろ意識を取り戻しました。念のため一日だけ入院することになりましたが、ＭＲＩ検査などの結果から硬膜下血腫の疑いはありませんでした。

　三度目となった脳梗塞では、いろいろな治療や検査も終わって一時間ほど寝かされていた移動用のベッドの上で、朦朧《もうろう》としていた意識が徐々に戻ってくるのがわかりました。目を開いて辺りを見回して「まだ生きている」とホッとすると同時に、すぐに「これで人生が終わった」と思っていた認識を改めました。

　とにかく残された人生を「精いっぱい、生きていこう」と思い直し、個室のベッドの上で、今後の生き方について思いをめぐらし始めたのです。

真夜中に病室に聞こえてきた入院患者の嗚咽

　入院中、私は身体的、精神的、社会的な苦痛を感じていました。

　身体的苦痛としては、寝ていたベッドの頭上に脈拍や血圧などを示すモニターがあり、その配線や点滴のチューブが胸や腕、指先などに装着されていたことです。そのため、ベッドから二メートルほどのところにあったトイレで用を足したくても一人で行くことも許されずに、枕もとのベルで必ず看護師を呼び出さなければなりませんでした。

病院食を食べるときも、利き腕だった右手の指に思うような力が入らず、味噌汁を飲むにしても、箸《はし》で具をうまくつかむことができませんでした。また、髪や体を洗いたくても体が自由に動かせず、病室内のシャワーを使うときには看護師が介助してくれました。

ただ、以前なら自分で楽にやれていたことができなくなったもどかしさが、いろいろ精神的苦痛となっていました。

ベッドに寝転びながら今後のことを考えると、治療費の支払いや家計の維持、仕事への復帰の可能性などが不安となって襲ってきました。そのことが経済的苦痛となって私を悩ませ始めました。

もちろん、脳梗塞の後遺症が残っているので「まだやりたいことが山ほどあったのに、どうしてこんな病気に侵されてしまったのか？」「このまま体が不自由になって死んでいくのか？」といったスピリチュアルペインにも苛まれました。

しかし、残りの人生を「精いっぱい、生きよう」と決めたあとは、真夜中でも明かりが消えた病室で独りリハビリに励みました。そのとき周りの病室から、すすり泣くような嘆《なげ》きの声が聞こえてきました。その患者はおそらく、私と同じような感情を抱いて、将来を悲観していたのかもしれません。

私は、脳梗塞の後遺症でダメージを受けた右半身が不自由なまま固まってしまうことを恐れていました。そこで昼間、病院内にあるリハビリルームを訪れたとき、担当の男性理学療法士が持っていた星形で黄色い固めのスポンジを譲ってもらいました。

理学療法士とは、障害が残った患者の基本的な動作や日常生活での活動を改善するための指導をする専門家のこと。

ともかく私は五本の指がすっぽりとハマる星形をした黄色いスポンジを右手に持ち、できるだけ力を込めて何回も握り締めたり緩めたりすることを繰り返しました。ベッドに寝そべって、天井に設置されたテレビを見ながら、右半身の運動能力の早期回復のため右足のリハビリにも取り組みました。

しかし、病室のベッドに寝転がっていると、本当に麻痺は回復するのだろうかと不安が襲ってきます。そんなとき、窓から見えるビル群を眺《なが》めながら溜息ばかりついていました。

以前はできていた行為ができないという現実

入院から数日後、重い麻痺は不幸中の幸いで右上肢に限定されてきました。会話もスムーズさには欠けていましたが、八割ほどの回復で何とか話せるようになりました。

リハビリも担当の理学療法士の指導で、歩くことや階段の上り下りなどにも取り組み、体がふらつきながらも手すりをつかんで懸命に取り組みました。

とくに苦労したのは、右手に握ったボールペンで文字を書くことでした。以前ならスラスラ書けていた文字が、手が震えてちゃんと書けないのです。書いた文字はミミズが這《は》ったような粗末なものでした。

食事もリハビリのためだと思い箸を使いました。しかし、ご飯を口に運ぶ途中、それが口に入らなくてベッドの上にこぼれるといったあり様で、ふつうの二、三倍の時間がかかりました。頭では口に入れられると思っていても、麻痺のせいで距離感がつかめず、数ミリほど口からずれているということの連続でした。

このように、以前なら当たり前のようにできていた行為ができないという現実に、情けなさがこみ上げてきて涙がこぼれる思いを味わったのです。

主治医からは、こう告げられていました。

「脳梗塞が発症した部分は、すでに細胞や神経が壊死《えし》しています。リハビリで、その周りの細胞や神経が代わりに活動するように持っていくことが急務です。ある程度は回復の見込みもありますから、とにかくリハビリを続けることです。まさに、これから半年が勝負です」

私はその言葉を信じて、懸命なリハビリを続けた結果、麻痺していた右上肢もかなり動くようになっていきました。

まさに「驚異的なケース」で、入院から一〇日後に退院に漕《こ》ぎ着けました。懸命なリハビリをしたということもありましたが、とにかくリハビリ病院に転院するのは避けたかったからです。

というのも、病院のリハビリルームにいた入院患者の姿を見ていて、同じ環境にいたら気分が滅入ってしまうと感じたからです。そこにいた入院患者の半数くらいはリハビリに懸命に取り組んでいましたが、なかには「もういいや」といったあきらめの表情をした患者も少なくなかったのです。

このままリハビリ病院に送り込まれてリハビリに取り組んだとしても、そうした環境に身を置いていたら気持ちが沈んでいくばかりではないかと自分なりに判断しました。主治医にも、そのことを正直に伝えました。もちろん、麻痺の程度が重度ではなかったということもあります。

脳卒中は脳の血管が詰まったり、切れたりすることによって起こる疾患です。世界的に主な死因になっているだけではなく、手足の麻痺など障害をもたらす原因としても注目されています。

私が見舞われた脳梗塞は脳卒中の一つで、脳の血管が詰まることによって生じる疾患です。厚生労働省の人口動態統計（二〇一四年）によると、脳卒中は日本人の死亡原因の第四位となっています。そして脳卒中の約六割を脳梗塞が占め、脳梗塞が原因で年間約一一万四〇〇〇人が亡くなっているのです。

脳卒中に侵されると、生き残ったとしても要介護状態になる原因の第一位です。私が味わった身体的苦痛は、これから先も自分でできていたことができなくなるという恐怖との闘いだったのです。

人間は自分の人生に対するリスクの認識が甘い

私は退院後、自宅でリハビリに取り組みながら経済的苦痛を少しでも緩和するため文筆業の仕事を始めました。パソコンに向かうとき、自分の運命を形づくるのは生きようとする意志だと確信しています。まったく根拠などなかったのですが、そのとき機能が落ちている右上肢の「回復」は見込めるという「確信」のようなものがあったのです。むろん、人一倍のリハビリが必要だという前提です。

退院後、ふと脳裏に若いころからやっていた囲碁の碁盤が浮かびました。囲碁の実力は、アマの三、四段といったところです。それがほとんど落ちていないのに気づいてホッとすると同時に、脳のその部分の神経回路を鍛《きた》えておいて良かったと思いました。

人生、何が幸いするかわかりません。その神経回路を軸に周辺の細胞や神経回路を鍛え直し、脳梗塞の後遺症として残っている麻痺の回復につなげようと思ったのです。

経済学者のダニエル・カーネマン氏（二〇〇二年にノーベル経済学賞を受賞）と心理学者のエイモス・トベルスキー氏（一九九六年死去）という学者がいます。彼らは、「プロスペクト理論」という「人は高い確率を低く見積もり、低い確率を高く見積もってしまう傾向がある」ということを唱《とな》えました。

心理学では、人は「不確実な物事を正確な確率で認識できない」とも言われています。私も病気に対するリスクの認識が甘く、脳梗塞に見舞われてしまったのです。

人は、私も含めて将来のリスクに対する認識が甘いようです。

日ごろパチンコや競馬などギャンブルで何度も手痛い目に遭っていても、そのほとぼりが冷めると再びハマってしまう人は少なくありません。さらに、愛煙家の多くがタバコは体に悪いとわかっていてもやめられずにいます。

私も、周りから「体に悪い」と指摘されていた喫煙がなかなかやめられませんでした。担当医から「脳梗塞の原因は高血圧と血管の劣化」と言われ、それには喫煙も大いに影響していると指摘されています。

人の心は、いろいろなリスクに対して認識が甘いということでしょう。それは、自分の生き様を振り返ってみても痛感しています。

私は脳梗塞の治療を受けていた最中、強く「死にたくない」と思っていました。幸い重い後遺症も残らずに生き残った今、スピリチュアルケアの観点から見ても貴重な体験だったと思っています。

希望を捨てずに胆管細胞がんと闘ったラグビー元日本代表監督の平尾誠二さん

誰でも、がんを告げられると精神的に強い衝撃を受けます。なかには「頭が真っ白になった」「がんと告げられたあと、どうやって帰ったのか覚えていない」という人もいます。

さらに「がんであるのは何かの間違いだ」という否定の気持ちや「何をやってもムダだ」という絶望感が強まることもあります。

日ごろ定期的な健康診断を受けるなど健康には十分気をつけていても、がんに見舞われないという保証はどこにもありません。なんらかの症状が現れたとき、すでに手遅れといったケースも少なくないのです。

ラグビー元日本代表監督の平尾誠二さんは二〇一六年一〇月、五三歳という若さで亡くなりました。ノーベル賞の受賞者で、京都大ｉＰＳ細胞研究所長の山中伸弥教授はラグビーを通じて平尾さんと親交を深め、その闘病生活に寄り添っています。

神戸大医学部の学生だったころラグビーに打ち込み、当時から同志社大ラグビー部のエースだった平尾さんのことを「ずっとあこがれていた。本当のヒーローだった」と言います。二〇一四年、二人は『神戸新聞』の正月紙面で対談し、山中教授は平尾さんにこう語りかけています。

「ギラギラした破天荒な部分がないと新たなものは生まれない」

「『なにくそ』という気持ちが今は薄くなっている。志は高く、挑戦的に生きてほしい」

平尾さんは、今の若者の将来を憂慮していました。山中教授は平尾さんの知己を得てからは同学年として酒を酌《く》み交わし、ゴルフを楽しむ仲になっています。

そんなとき、平尾さんが病魔に襲われたのです。

病名は、胆管細胞がん。その症状は、かなり進んでいました。山中教授は平尾さんに、できる限りの最新医療を紹介しています。

ある治療法の提案では、こんなやり取りがあったといいます。

「平尾さん、この治療は世界で初。やったことない治療だから、ごめん。どんな副作用があるかわからない」

「世界初の治療をやるんや……」

平尾さんは、その話を聞いて心配するどころか顔がパッと明るくなったといいます。

末期がん患者のスピリチュアルペインに「自己の存在と意味の消滅から生じる苦痛」というものがあります。それは自分の将来が失われるという予感から生じます。

平尾さんの顔がパッと明るくなったのは、そこに希望が抱ける将来の回復を見て取ったからでしょう。彼は自分の死という迫りくる人生最大の危機に直面してスピリチュアルペインを覚え、新たに生きる力や希望を見つけ出そうとしていたのです。

新しい治療法の提案に、死をも超えた将来を感じ取ることで、今を生きている意味や価値を回復していこうとしていたのでしょう。

山中教授は二〇一七年二月一〇日、神戸市内で開かれた平尾さんを偲《しの》ぶ「感謝の集い」に参加し、弔辞でこう詫《わ》びています。

「君を治せなくてごめんなさい。亡くなるまでの一年間は、彼と一緒に闘った気がしている。最初の診断のことを思えば、本当に頑張られたと思う。でも、もっと頑張って生きてほしかった」

医師として、平尾さんを救えなかった無念の思いを述べたのです。

病気の多くは多忙な仕事などからくるストレスや暴飲暴食、日ごろの不摂生、運動不足などが原因とされています。いずれの病気にしても、その前触れとしてなんらかのシグナルが出ているはずです。病気にかかった本人ではなくても、家族や友人など周りの人がそうしたシグナルを察知することもできるでしょう。

しかし、最新の医療でも救えない命はたくさんあります。今の医療は、すべての病気を治せるほど万能なものではありません。その治療の大半が対症療法で、薬の処方は対症療法そのものです。

気管支炎や肺炎は、抗生物質があるので治ります。しかし、風邪はその人の自然治癒力による体力の回復を待つ以外、処方された薬だけでは治癒《ちゆ》しません。年寄りの高血圧や糖尿病なども薬の服用で検査する項目の数値を改善できますが、それは症状を抑えているだけのことです。

がんは手術で病巣《びょうそう》を除去できても、再発や転移の可能性が残りますので共存していくしかありません。抗がん剤の服用は、もちろん副作用があります。

患者の多くは病院で医師に治療してもらえば治るという思い込みがありますから、治らないとなると不安になって焦ります。そして、ますます医師や薬に頼ろうとするのです。

人生の終末期に生じる心の痛みとスピリチュアルペイン

末期がん患者は、侵された病気そのものや化学療法、検査などにともなう「身体的苦痛」、闘病生活での不安や恐れ、苛立ち、怒り、抑うつ、疎外感、孤独感などの「精神的苦痛」、今後の仕事や家計、家族や会社、組織での人間関係などの「社会的苦痛」、そして自分の生を根底から脅かされる不安や恐怖という「スピリチュアルペイン」に苦しんでいます。

「身体的苦痛」で多いのは、がん性の疼痛。それは、がん細胞が痛みを感じる神経を刺激することで発生します。

痛みを覚えるところは骨や内臓などさまざまで、がんが転移すると全身どこでも疼痛が生まれます。吐き気も多い症状で、抗がん剤の副作用や腸閉塞、腹水の貯留《ちょりゅう》、心理的な問題などが原因となって生じます。呼吸困難も、肺がんや胸水貯留などによって起こります。

「精神的苦痛」は病名を告知された心理的ショック、手術や治療に対する不安、再発や転移を想定した恐れ、社会復帰への不安などさまざまです。

ただ、ふつう手術や治療を受けたあと数日から二週間ほどで置かれた状況を受け入れて、直面した困難を乗り越えようとする気持ちが湧いてくるとされています。

「社会的苦痛」で多いのは医療費の負担や、休職や退職による収入の減少など経済問題です。それは、今後の治療方針や人生の選択においてさまざまな影響をおよぼします。さらに闘病生活が長引くと勤務先での地位を失ったり、最悪の場合には退職に追い込まれたり、負担が増えた家族間にいざこざが起こったりします。

一方、スピリチュアルペインは、自分の死という人生最大の危機に直面したとき、「不治の病に侵されてしまった」「死が近づいている」「生きる気力がなくなってしまった」「自分を支えていた健康や家族、会社の人間関係を失ってしまう」といった「魂の痛み」が原因となって湧いてきます。

それは、誰でも自分の死を意識したとき生じる苦痛とされています。

ただ、注意しなければならないのはスピリチュアルペインといっても個人差が大きいということです。人生の危機の規模、影響力、重大性が個人によって違っていて、たとえ小さな危機でも、本人にとっては重大なケースということもあってスピリチュアルペインを自覚させるからです。

スピリチュアルペインは、終末期患者が自覚する最も根源的な苦痛です。

たとえば末期がん患者が、排泄《はいせつ》さえも家族の世話にならなければならなくなったとき、「家族に迷惑をかけるくらいなら早く死んだほうがいい」といったスピリチュアルペインを覚えるのです。この場合、これまで自分でやれていたことができなくなったことによって生じる苦痛です。

死との闘いはスピリチュアルペインとの闘い

病気の兆候が軽いからといって自分に都合のいいように考えていると、あとでそれが大きな見当違いだったということもあります。初期症状が目立った形で表に現れていなくても、重大な病気のシグナルだったということもあるのです。

元ベイスターズ・盛田幸妃投手を襲った突然の痙攣

二〇一五年一〇月、プロ野球ファンから「奇跡のリリーバー（中継ぎ投手）」と呼ばれていた元プロ野球選手の盛田幸妃《こうき》さんが「転移性悪性腺腫《せんしゅ》」のために息を引き取りました。

函館大学付属有斗《ゆうと》高校時代に、投手として三度も甲子園に出場。プロチーム「大洋ホエールズ（現ＤｅＮＡベイスターズ）」に入団後、右打者の内角を鋭くえぐるシュートボールを武器に、当時「大魔神」と呼ばれていた佐々木主浩《かづひろ》投手とともにダブルストッパーとして大活躍した選手です。

幼いころから鍛え上げた右腕一本で大金を稼ぎ出せるようになり、そのお金で毎年のように外車を買い替えていたといいます。

一九九七年、交換トレードで大阪近鉄バファローズに移籍。翌九八年、新天地では得意のシュートも冴《さ》えわたり、中継ぎ投手として開幕から五連勝と絶好調でした。ところが同年六月の夜、横浜の自宅で眠りに就こうとしていた矢先、右足首に激しい痙《けい》攣《れん》が起こったのです。

自分の意思でその動きを止めることができずに、意に反して勝手に動き始めた痙攣が治まるのをジッと待っていました。しかし、体に起こった異変を目《ま》の当たりにしても危機感がなく、「開幕から飛ばしすぎたから体が疲れているのかな」といった程度にしか考えていませんでした。

翌月に入ると右足首の痙攣が一日に一、二回と起こるようになりました。突発性の痙攣ですので、いつ起こるか予測がつきません。ランニングの途中で痙攣が起こり、右脚が動かなくなったこともありました。やがて右脚がほとんど使えなくなり、ふつうに歩くことさえ難しくなったのです。

そこで初めて大阪の病院を訪れ、MRI検査、X線検査、心電図検査、血液検査などを受け、脳腫瘍の一つである「髄膜腫《ずいまくしゅ》」が見つかり、それが右半身に痙攣などの症状を引き起こしていたことが判明したのです。

盛田さんは当時、二八歳でした。担当医には、「すぐに腫瘍を摘出する手術が必要です」と告げられました。とりあえず病名と痙攣の原因がわかって納得しましたが、両親に何と説明すればいいのか思い悩みました。というのも、弟が五歳のときリンパ肉腫という小児がんで亡くなっていたからです。

担当医に「手術が必要」と言われ、「なぜ、自分まで弟と同じように腫瘍ができたのか？」と自分の運命を恨《うら》む気持ちもありました。

大半の人は、がんと告げられるとショックで気持ちが大きく揺れ動くといいます。

盛田さんも病名を告知されたあと、それを認めたくなくて死の不安や恐怖で気持ちが落ち込んでいます。そうした気持ちの動揺は、誰にでも生じてくる大きな衝撃から自分の心を守ろうとする自然な反応です。

投手としてマウンドに立てる可能性は三〇%

盛田さんは手術を単身赴任中の大阪ではなく、自宅がある横浜で受けたいという思いがあり、球団指定の病院の院長に相談していました。

まだ腫瘍を取り除くと選手生命に影響はないと考えていた彼は、院長に「手術で入院しても二週間くらいで退院できますか?」と軽い気持ちで聞きました。すると院長から、「そんな簡単な話ではありません。奥さんと一緒に、また来てください」と言われたのです。

後日、彼は奥さんと二人で病院を訪れると院長からこう告げられました。

「盛田さんの場合、腫瘍が悪性なのか、良性なのか、まだ開頭手術をしてみないとわからないところがあります。それが太い静脈が銀河のように集まっているところにできており、難しい手術が予想されます。腫瘍を摘出したとしても、右手や右脚に後遺症が残るかもしれません。ピッチャーとして、マウンドに立てる可能性は三〇%あるかどうかです。最悪の場合、車椅子での生活も覚悟していてください」

そう言われて、盛田さんは「思っていたよりも大変な状態なのかもしれない」という強い不安に襲われました。その後、球団とも相談して自宅から近い病院で一三時間にもおよぶ開頭手術を受けました。

手術中のことは、麻酔《ますい》を打たれていたので何も覚えていませんでしたが、手術後、脳の腫《は》れで脳圧が上がっていたこともあり、一週間ほど意識が朦朧としていました。手術を受けても右手、右腕が思うように動かせないのがショックで不安や苛立ち、怒り、焦りなどが重なって、妻や医師に「今すぐ死ねる薬をくれ」と当たり散らしたこともありました。

右手、右腕が繰り出す快速球と切れ味鋭いシュートを武器に高額の年俸を稼ぎ出していましたが、それが使えなくなったことで生きる術《すべ》を失ったことを痛感したのです。そのころ気持ちがすさみ、気分はどん底だったといいます。

手術後、何か動作を始めようとしても体が思い通りになりません。自分の体なのに右半身が存在しているという感覚がほとんどなく、うまい具合にベッドに腰を下ろすことさえできませんでした。

体のバランス感覚がまったくなく、まるで体の右半分がすっぽりと失われてしまったかのようだったといいます。それでもリハビリに取り組んでいるうちに、何とか右手の指や右手そのものを少しずつ動かせるようになっていきました。

歩行訓練でも、最初のうちは五メートル歩くのに一時間もかかっていました。その距離も次第に伸びていき、一か月もすると少し長い距離を歩けるようになっていました。そうなってくると、苛立ちの原因の一つともなっていた余計なプライドもなくなって、病院内のリハビリ室にもまじめに通うようになりました。

リハビリの効果もあり、やがて病院の庭でレントゲン技師を相手にキャッチボールができるまでに回復しました。

一時期、球界へ復帰することをあきらめ、リハビリに取り組みながら、ふつうの体になって社会復帰することだけを考えていました。どう頑張っても以前と同じように投げることができないのなら、家族のために時間を使おうと考えたこともありました。

何かをあきらめないと、病気を抱えている自分にバランスの取れた日常生活を送ることはできないと思ったからです。プロ野球のナイター中継も見なくなり、かつて所属していた横浜ベイスターズがリーグ優勝したことをニュースで知ったときは悔しいとも、羨《うらや》ましいとも思わなかったといいます。

恐れていた再発という地雷原

当時、パ・リーグではDH制（指名打者制）が採用されていました。一九九九年一〇月、盛田さんは右足首や右膝に装着する補助具を装着して対ロッテ戦で一年二か月ぶりに復帰しました。マウンドに上がると、スタンドから「頑張れ、モリタ！」という大コールが湧き上がりました。

その後、現役復帰後の二〇〇二年九月までの三年間、投手としてプレーを続けたのです。奇跡の復活でした。

引退後、横浜ベイスターズの球団職員に採用され、プロ野球解説者としても活動を始めました。ところが二〇〇五年の夏、出張先のホテルの風呂場でいきなり痙攣に見舞われ、そのまま意識を失ってしまったのです。意識が回復したあと横浜に戻って病院で医師に診てもらったところ、恐れていた髄膜腫が七年ぶりに再発していました。

最初に髄膜腫を告げられたとき、絶対に治してやると心に決めて大手術にもつらい抗がん剤治療にも耐え抜き、十分すぎるほど頑張ってきたつもりでしたが、がんの再発がわかったとき、それまでの頑張りが否定されたように感じて無力感に襲われました。

最初に髄膜腫を告げられたときとは比べものにならないショックを受け、強く死を意識したのです。

二〇〇六年二月、横浜の病院の医師に紹介された札幌の専門病院でその除去手術を受けることになりました。そこは、リンパ肉腫で亡くなった弟が手術を受けていた病院でした。

両親や姉はそこでの手術を嫌がっていましたが、弟のリベンジをするという強い気持ちを持って手術を受けたのです。一〇時間にもおよぶ大手術でしたが、結果的に、手術で取り除くのが難しいところにあった腫瘍が少し残ったままでした。

二年後の二〇〇八年一月、手術で取り残されていた腫瘍が三、四センチの大きさにまでなっていたので、その病院で二度目となる腫瘍の除去手術を受けました。手術後、主治医から「五〇歳がメドだと思ってください」と告げられ、「これからは一日、一日が勝負だな」と思ったといいます。

がん告知を受けてから、体に少しでも痛みを覚えたり、体の調子が少しでも悪かったりすると、「がんが再発、転移したのではないか?」と不安がよぎったといいます。

亡くなる前の私の取材では、こう悔やんでいました。

「早い段階で病院の検査を受けていたら髄膜腫も早期発見され、腫瘍も大きく育っていなかったはずです。子どものころから野球がうまく、その世界ではプロ野球選手にもなれて『勝ち組』でした。それが突然、髄膜腫に見舞われて体に障害を抱えるようになりました」

二〇一〇年五月、函館で野球解説の仕事を終えてホテルの部屋に戻ると、右腕を突いて椅子から立ち上がろうとしたとき、体のなかから異様な音がしました。横浜に戻って病院でレントゲン検査をしてもらったところ、骨が折れていることがわかりました。しかも右腕の骨に骨肉腫があり、それで栄養を取り込めなくなった骨が黒く変色していたのです。

手術後、盛田さんは主治医に「あと何年生きられるか、きちんと教えてください」と訴えました。余命を告げられると、その間をどう生きるか考えることができるし、体が動くうちに死の準備もできると思ったからです。

それは死を意識したスピリチュアルペインであり、心からの叫びでもありました。

二〇一三年には髄膜腫が再発し、除去手術を繰り返すようになり、一四年春には、大腿骨《だいたいこつ》も骨折しました。そして一五年一〇月、生涯にわたって「がん」につきまとわれ、四五歳という若さで生涯を閉じたのです。

さまざまな心の葛藤《かっとう》を繰り返し、医師には五〇歳という余命を伝えられていましたが、それが五年も縮まった無念の死でした。

母親として乳がんに最後まで立ち向かった心

盛田さんのスピリチュアルペインとは、プロ野球選手としての矜持《きょうじ》が失われることでした。

最後は病気に打ち勝つことはできませんでしたが、彼の復活劇は「もう野球はできないかもしれない」という魂の叫びを乗り越え、最期まで人生を全うできた証《あかし》です。

このように、自分自身の生き方に悔いの残らないよう逝《い》くためには、スピリチュアルペインから脱出しなければならないのです。

ここにもう一人、スピリチュアルペインを乗り越え、日本の全国民に大きな影響力を与えた女性がいます。

幼い子どもの未来を見届けることのできないスピリチュアルペイン

二〇一七年六月二二日の夜、歌舞伎役者の市川海老蔵さんの妻で元フリーアナウンサーの小林麻央さんが乳がんのため、東京都内の自宅で長女の麗禾《れいか》ちゃん、長男の勸《かん》玄《げん》くんら家族に見守られながら三四歳という若さで息を引き取りました。

一四年一〇月に乳がんの告知を受けてからずっと闘病中でしたが、がんは肺や骨にも転移していたといいます。

前日の六月二一日に、麻央さんの容体が急変しました。勸玄くんが七月三日から歌舞伎座の「七月大歌舞伎」で宙乗りに挑戦する姿を見るのを楽しみにしていましたが、それはとうとうかないませんでした。幼い二人の子どもの将来を見届けることもかなわず、人生の幕を閉じたのです。

海老蔵さんは翌日二三日、昼夜公演の合間を縫って緊急会見に臨んでいます。自らの口で気丈に麻央さんの死去を伝え、彼女からの最期の言葉は「愛してる」だったことを明かしました。この日、更新した自身のブログで彼女の死について「人生で一番泣いた日です」とつづっていました。

麻央さんは一四年二月、夫につき添う形で受けた人間ドックの検診で乳がんの疑いを指摘されています。これがすべての始まりでした。担当医から「左乳房に腫瘤《しゅりゅう》があり、がんの可能性が五分五分です」と告げられ、再検査が必要だと診断されたのです。当時、生後九か月の勸玄くんの授乳中でした。夫はがんの可能性を心配していましたが、「私はがんではないほうの五〇％」という根拠のない自信があったといいます。

念のため、大きな病院で再検査を受けました。担当医の触診で左乳房のしこりを指摘されましたが、超音波とマンモグラフィー（乳房X線検査）の検査結果を見るかぎり、がんを疑うようなものではないと説明されました。

さらに彼女は担当医に、生検《せいけん》はしなくても大丈夫かと聞いていますが、担当医からは、授乳中のしこりだから生検の必要はない、再検は半年後くらいでいいと言われています（ちなみに、マンモグラフィーとは乳房の触診でしこりや皮膚のひきつれが見つかったときに、がんかどうかを調べるために行う検査のこと。生検とは、患部の一部をメスや針で切り取って顕微鏡などで詳しく調べる検査のこと）。

彼女は大病院の再検査でがんの心配はないと診断され、その後も勸玄くんの授乳を続けていました。左の乳腺は右よりは張りやすく、勸玄くんが左のオッパイを飲みたがらないという様子もなかったといいます。

ところが、再検査予定の半年を二か月ほど過ぎたころ、人間ドックで再検査を受けると乳がんと告げられました。

早期発見が遅れ、心の準備もできないまま選択

彼女が早期発見を望んでいたのなら、やはりセカンドオピニオン、サードオピニオンを求めて別の病院でもいいから再検査を早く受けておくべきだったと思います。

乳がんは、早期発見なら九割は助かると言われています。がんの早期発見を目的とした自治体の乳がん検診では従来、乳房の視触診が行われてきました。しかし、それだけでは早期発見が難しいため、厚生労働省の指導によって現在は四〇歳以上を対象に二年に一回の割合でマンモグラフィーと視触診を組み合わせた検診が推奨されています。

ただ、若い女性は乳腺が密なためマンモグラフィーでは乳がんが見つかりにくいこともあります。だから、検診時に「高濃度乳腺」と指摘されたら、超音波検査も受け

ておいたほうがいいと思います。

麻央さんは病気に侵されていることがわかった日から、いきなりいろいろな問題に巻き込まれて各局面で決断を迫られました。しかも、それらは普段なら考えてもいなかったことであり、テキパキと判断するだけの心の準備も十分にはできていません。

病気が見つかった患者は、「病気の状態はどの程度のものなのか?」「どんな治療法があり、それにはどんな副作用があるのか?」「治療費など経済的な負担はどうなるのか?」「このまま仕事は続けられるのか?」「主治医に自分の希望を伝えてもいいのか?」「セカンドオピニオンを求めてもいいのか?」「もはや手遅れなのか?」といったことに悩まされるのです。

ブログにつづったスピリチュアルペインに立ち向かう旅

二〇一六年六月、スポーツ紙が「麻央さんが進行性のがんである」といった内容の記事を報じ、その日、海老蔵さんは記者会見で麻央さん乳がんで闘病中だと発表しました。その際、彼女が抗がん剤を中心とした治療を受けてきたことを明かし、主治医から「かなりスピードの速いもので、なかなか大変なものではないか」と告げられていました。
彼女は同年九月一日、緩和ケアを受けていた医師の「がんの陰に隠れないで」という言葉をきっかけに、自身の公式ブログ「ＫＯＫＯＲＯ．」を開設しました。最初の投稿「なりたい自分になる」というタイトルの記事では、こう前向きに生きていく決意を明かしていました。

「乳がんであることが突然公になり、環境はぐるぐる動き出しました。そこで、これまで以上に病気の陰に隠れようとして心や生活をさらに小さく狭いものにしてしまいました。これは自分自身のせいです。私は力強く人生を歩んだ女性でありたいから、子供たちにとって強い母でありたいからブログという手段で陰に隠れているそんな自分とお別れしようと決めました」

乳がんに見舞われて子どもや夫の面倒を思うように見られなくなることに戸惑い、死の不安や恐れにスピリチュアルペインを覚えていたのです。
「まだやりたいことがたくさんあるのに、私ががんだなんて」と思うと同時に、これまで生きてきた人生の意味や価値について後悔の念にも苛まれていたのでしょう。それが、病気の陰に隠れようとする後ろ向きの心を生んでいたのです。

日ごろ子どもと一緒に風呂に入れなかったり、子どもを抱っこして上げられなかったりと、手術前にはやれていたことが、治療にともなう苦痛によって思うようにできなくなっていました。

しかし、人は一人では生きていけません。周りの人との人間関係のなかで相手を支え、相手から支えられて生きています。彼女も、それまで子どもや夫との関係が生きがいになっていました。

ただ、差し迫ってくる自分の死を意識することによって、その関係性に危うさが生じてきます。なぜなら、そうした関係性が死によって断ち切られてしまうからです。彼女も「死んでいく自分」と「まだ生き続ける子どもや夫たち」という越えられない壁によって、お互いが切り離されるような予感に、孤立感や疎外感を募らせてスピリチュアルペインを覚えていたことでしょう。

ブログでの彼女の目線はスピリチュアルペインに苦しむ自分だけではなく、ともに闘病生活を送っている女性がん患者にも向けられていました。

「癌になってから1年以上が経ち、いつものようには身体が動かなくなった時、元気いっぱいの娘や息子を前に途方に暮れる思いでした。子供に『いつも一緒にいられなくてごめんね。何にもしてあげられなくてごめんね』と胸を痛めてるママがいたら、あなただけでなく私も同じですと伝えたいです」

がんに苦しみながらも前向きに生きようとする麻央さんの姿勢は、がん患者に勇気を与え、多くの人の共感を呼びました。

一連のブログでは、「ステージ4だって治したい」と壮絶な闘病の様子や家族への思いも率直に語られていました。

多くのブログ読者から注目された最大の理由は、進行性の乳がんという大病を抱えながらもあえてそれを公表し、病気とわかってからの日々の思いを赤裸々につづっていることです。感性豊かな彼女の言葉のなかに、多くの人がハッと気づかされ、共感を覚えたのです。

イギリスの国営放送ＢＢＣは、彼女の闘病ブログ「ＫＯＫＯＲＯ．」が多くのがん闘病中の患者に勇気と元気を与えたことを評価し、ＢＢＣが一六年一一月に発表した社会に影響を与えた「１００Ｗｏｍｅｎ（１００人の女性）」に選んでいます。

そして二〇一七年六月二三日、ウェブサイトで彼女の訃報を伝えました。

その記事では、彼女のブログを「個人の苦難をあまり話したがらない国にあって草分け的な存在だった」と称えました。

「『完璧な母』として理想像を追い求めていた彼女は、病気と関連づけられることを恐れ、多くの人と同様に当初、自分が乳がん闘病中であることを世間には隠していた。だが、闘病中であることを日本のメディアが報道したあと、彼女は日の当たる場所に出ていくことを決心した」

その際、麻央さんはＢＢＣに寄せた手記でこう振り返っています。

「病気のイメージを持たれることや弱い姿を見せることには恐れがありました。私は何かの罰で病気になったわけでもないのに自分自身を責め、それまでと同じように生活できないことに『失格』の烙印《らくいん》を押して苦しみの陰に隠れ続けていた」

ブログを始めた理由については、「誇らしい妻、強い母でありたかった」と明かしています。がんに侵された自分の人生に関して、「私の人生を代表する出来事ではない」

「私の人生は夢を叶え、時に苦しみもがき、愛する人に出会い、2人の宝物を授かり、家族に愛され、愛した、色どり豊かな人生」と書いています。

そして、こう決心をつづっていました。

「与えられた時間を、病気の色だけに支配されることはやめました。なりたい自分になる。人生をより色どり豊かなものにするために」

彼女の死へと向かう旅は、スピリチュアルペインに立ち向かう旅でもあったのです。

医療現場で見られる終末期患者の六つのスピリチュアルペイン

新潟県立がんセンター新潟病院の「終末期患者から学んだスピリチュアルペインとケア～患者との会話場面を通して～」という調査研究報告書（二〇〇五年三月）によると、終末期患者がさまざまなスピリチュアルペインを感じていることがわかります。報告書では、終末期患者の六つのスピリチュアルペインが取り上げられています。

1．生き永らえるつらさ

終末期患者は、ほとんど「余命を告知され、残された時間を過ごすつらさ」「がんと戦い続けるつらさ」「医療関係者や家族に世話になるつらさ」を覚えています。「早く死にたい。これでは生きる屍《しかばね》だ」といった「魂の叫び」は、ただ息をしているだけの状態に生きる意義や価値を見いだせずに残された時間を過ごしていくつらさを表しています。「がんがだんだん悪くなり、生きていくのがつらい」という声は、自分を苦しめているがんと共存していくつらさを訴えています。「迷惑をかけてまで生きていたくない」という告白は、身の回りのことができなくなり、自分が家族の重荷になってまで生きていることにつらさを感じているのです。

2．自分らしさとの葛藤

終末期患者は、身体的に衰えていく自分の姿を目の当たりにすることで「自分らしさがどんどん失われていく」と感じています。

「昔は太っていたのに、こんなに痩《や》せてシワシワになってしまった」という嘆きの声は、自分らしさがなくなっていくことへの不安の現れです。また、「ここから飛び降りて死んでしまいたいが、やはり自分の最期をそんな形で終わらせたくない」といった思いは、最期まで本来の自分を見失わずに「自分らしさとは何か？」を見つけようとしている証です。

ふつう終末期患者の多くは、外見が健康なときに比べると大きく変貌《へんぼう》しています。暗い気持ちになっていく自分が本当の自分ではないと感じていますが、それでも死ぬ瞬間まで自分らしさを保っていたいという葛藤があるのです。

3. 死への思い

終末期患者は、必ず訪れてくる死に対して「体で感じる死」「周りの状況から感じる死」「死に対する恐れ、葛藤」「死後の世界への思い」といった思いを抱いています。

そのせいで「食べられなくなってきた」「体力が落ちて日増しに立てなくなっていく」といった言葉で、身体的な死が近づいていることを表現します。さらに大部屋から個室へ移され、酸素や吸引などの処置を施され、日ごろ見舞いに来ない親戚《しんせき》が面会に来るなど周りの変化から自分の死が近づいたことを感じ取っています。

体験したことがない、想像もつかない自分の死を間近にして「あとどれくらい生きられるのか？」「死んだらどうなるのか？」といった恐怖にも襲われます。「もう終わりかもしれない」「死ぬという事実から逃れられない」とわかっていても、自分の死を受け入れられずに苦しみます。

なかには死後の世界に思いをめぐらし、死後も自分の魂が生き続けることを願っている患者もいます。

4. 生きたい思い

終末期患者は、がんを治そうとして入院しています。しかし、症状が一向に改善しないと落胆します。それでも「ここまで頑張ったのに」「人生はこれからなのに」「あと二年でいいから生きたい」とあきらめきれず、わずかな希望を抱いています。

なかには「ここで死ぬわけにはいかない」という思いで、生きることに強く執着している人もいます。

5. 人生の振り返り

終末期患者は、人生を振り返って何かと反省や後悔に苛まれます。その胸のつかえを周りに明かし、死ぬ前に許されたいと思っています。一方、いい思い出は「自分の人生には価値があった」という意味づけにもつながります。

6. 家族や大切な人と別れるつらさ

終末期患者にとって年老いた母親を残して先立つ、子どもの成長を見届けられないまま死んでいくことは大きな心残りになります。友人や知人など人生で築いてきた人間関係が断たれる予感で、疎外感や孤独感にも苛まれます。

人は、誰でも一人で生まれて一人で死んでいきます。人生は山あり谷ありで、病気や死を含めてさまざまなシーンに遭遇します。そして、自分の死という人生で最大の危機に直面したとき、何らかのスピリチュアルペインを感じるのです。

その原因は、「自分の存在自体が迫りくる死によって脅かされている」という目の前の事実にあります。自分が生きるために必要とされる場所や空間、人間関係などを死によって失ってしまう「自分の存在の枠組みの喪失」、そして「自分である意味や価値の喪失」から生まれるのです。

人生最大の危機に遭遇すると、人は生きることに不安を抱きます。自分が存在する根底が揺れ動き、将来が見えなくて孤独や虚無感に苛まれます。それは、自分の人生を永遠に失ってしまうという危機意識の現れなのです。

スピリチュアルペインが生じると、人生が信じられなくなって不安になったり、混乱したりするのです。なぜ人は、こうした魂の痛みを感じるのでしょうか。

第二章では、人生で必ず一度は訪れるスピリチュアルペインというものについて、もう少し掘り下げてみたいと思います。

第二章

なぜ人はスピリチュアルペインという痛みを抱くのか？

死ぬときに「いい人生だった」と思えるか？

人には、スピリチュアリティという能力が備わっています。そのためにスピリチュアルペインを覚えたり、大自然を前にして畏敬《いけい》の念を抱いたり、神秘的な宗教的体験をして法悦《ほうえつ》を覚えたりします。

そして、誰も経験したことがない未来という概念を持つ能力があるために、将来に対して不安や恐れを覚えます。自分の死という概念をイメージできるために、それを恐れます。自分の存在を認識、評価する能力があるために、今の自分が置かれた状態を幸福や不幸と評価できます。

同時に、そうした能力が備わっているために、今の自分が置かれた状況を乗り越えていくことができるのです。

スピリチュアリティという言葉の語源は、ラテン語で「息」を意味する「スピーラーレ」からきています。同じ語源から霊感による素晴らしい発想を意味するインスピレーション、あこがれや願望を意味するアスピレーションなどの言葉が派生しています。

スピリチュアリティは、スピリチュアルな経験を生み出す能力のこと、死という人生で最大の危機に遭遇しても自分が生きていることに感謝し、人生を最期まで全うしようとする力を与えてくれます。

それが備わっていないとスピリチュアルペインを自覚することもなく、スピリチュアルケアを論じる必要もないのです。

ホスピス財団評議員で、聖学院大学大学院人間福祉学研究科の窪寺《くぼでら》俊之客員教授（スピリチュアルケア学）は、スピリチュアルペインを次の五項目に分類しています。

①生きる意味、価値、目的に対する苦しみ
②苦難の意味に対する問い
③罪悪感、反省、後悔、自責の念
④バチ、祟《たた》り、呪《のろ》い（超越者への怒り）
⑤死後の世界に対する不安、恐れ

死に直面して人生を振り返ったり、自己分析したりするプロセスに圧倒されてスピリチュアルペインを覚える人は少なくありません。

ただ、スピリチュアルペインを覚えている人も、死ぬ瞬間には魂の安寧と人生の幸福感、生きている意味や価値を獲得して、あの世に旅立ちたいと思っていることでしょう。

スピリチュアルとは「精神的な」「霊的な」といった意味の形容詞で、名詞はスピリチュアリティと表現されます。

「霊的な」となるとオカルト的、宗教的なイメージを抱きがちですが、この本で述べるスピリチュアルとは摩訶《まか》不思議な現象のことではなく、将来に不安を覚えている人の心を指しています。

WHO（世界保健機構）は、スピリチュアルをこう定義しています。

「スピリチュアルとは、人として生きることに関連した経験的な一側面であり、身体的、精神的、社会的な要素を含めた人の『生』の全体を構成する一要素である。それは、生きている意味や目的についての関心や懸念に関わっていることが多い。とくに人生の終末期に近づいた人にとっては自らを許すこと、ほかの人々との和解、価値の確認などと関連していることが少なくない」

自分の死と向き合うと、それまで深く考えたこともなかった生きる意味や価値、人生の目的などに疑問を抱き始める人も少なくありません。自分の存在に意味や価値、運命を左右する力、死ぬ瞬間と死後についても問いかけます。

さらに死と向き合うためのリソースを探し出すなかで、それまでとはまったく違った内面の究極的な自分と出会うこともあります。

三年前、囲碁棋士の武宮正樹九段を取材したことがあります。

武宮氏は名人や本因坊、十段などのタイトルを獲得しています。その自由な棋風は、「宇宙流」と呼ばれています。定石や常識にとらわれずに生き生きとした石の働きを重視し、自分が感じるままに自由に着手を打ち進める棋風のことです。

彼は五〇年近く「勝つか負けるか」という勝負の世界で生き、盤上で幾度となく死闘を繰り広げてきました。そして人生について、こう語っていました。

「一度きりの人生で、その大半を後ろ向きのことに費やすのはもったいない生き方です。死ぬときに『いい人生だった』と思える人が、人生の勝利者だと思います。逆に、いろいろ悔いのある人生を送ってきた人は、死んでも死にきれないという思いが残りますので人生の勝利者にはなれないでしょう。良いことも悪いことも、今の自分にとっては過去のこと。昨日のことは忘れて明日からのことに目を向け、くよくよと過ぎ去ったことを思い悩みません」

生きていると、誰もが多かれ少なかれミスや失敗、挫折《ざせつ》を体験します。それが、いつまでも消し去れない後悔として残っている人もいます。

最期を迎えるとき、一生を振り返って「いい人生だった」と思えるかどうかは、まさにスピリチュアルケアにも大きく関わってきます。

人は人生でなんらかの成果を上げたかどうかではなく、自分の生き様を肯定的に受け入れることができたときに幸せ、心の平穏を得られるというものなのです。

がん患者がたどる心の変化

がんを告知されると、誰もが死を意識すると思います。その治療に備えて、がん患者の闘病記を読む人もいるでしょう。

しかし、がんを患《わずら》った事実は変えようがありません。だから、がんになった自分の人生を見直すチャンスととらえたほうが気も休まるはずです。

死を見つめることは、どう今後を生きていくかを考えることでもあります。治療の選択では何かと悩むでしょうし、いざ治療が始まると身体的、精神的、社会的な苦痛、そしてスピリチュアルペインと闘っていかなければなりません。

精神科医のエリザベス・キューブラー・ロスは、著者『死ぬ瞬間』（中公文庫）で終末期患者が亡くなるプロセスを「否認」「隔離」「取引」「抑うつ」「受容」の五つにまとめています。

がん患者は、「国立がん研究センター」(東京都中央区築地)の医師によると、最初に「ショック・混乱」の時期、次いで「不安・落ち込み」の時期、そして「新たな生活への出発」の時期という三つの時期をたどるといいます。

誰でも、がんを告げられると精神的に強い衝撃を受けます。なかには「頭が真っ白になった」「がんと告げられたあと、どうやって自宅に帰ったのか覚えていない」という患者もいます。

さらに「がんであるのは何かの間違いだ」という否定の気持ちや「もはや何をやってもムダだ」という絶望感が強まることもあります。それが、一番目の「ショック・混乱」の時期の特徴です。

その後、今後の不安や気持ちの落ち込み、夜ぐっすり眠れないといった症状が出てきます。なかには「どうして自分だけががんに侵されたのか?」「治らないのなら生きていても仕方がない」といった苛立ちや怒りを覚える患者もいます。

さらに周りの人との間に壁ができたような疎外感や、「なぜ自分だけが周りと違うのか?」といった孤立感や疎外感などを覚えるようになります。それが、二番目の「不安・落ち込み」の時期の特徴です。

そして、困難を乗り越えて「がんを患った」という現状に適応しようとする力が働き始めます。つらい状況にあっても、次第に現実的な対応ができるようになっていくのです。

がんの治療に対しても、「がんになったのは仕方がない。つらいけど何とか治療を受けていこう」と前向きに治療や闘病に取り組むようになっていきます。

今後のことになんらかの見通しが立ってくると仕事を整理したり、家庭での役割を変更したりして現実的な対応を始めるようになります。一般的に二週間ほどで、三番目の「新たな生活への出発」の時期を迎えることができるようになるとされています。

ただ、ひどく落ち込んで何も手につかない状態が長引くと、適応障害や気分障害（うつ状態）になる恐れがあります。

適応障害とは、がんという現実を前にして不安や動揺が長引き、精神的な苦痛が非常に強いために日常生活に支障を来している状態のこと。そうなると不安で眠れなかったり、仕事が手につかなかったり、人と会うのが苦痛で自宅に引きこもったりするのです。

気分障害とは、適応障害よりも精神的な苦痛がひどく、何も手につかないような精神的な落ち込みが二週間以上も続いて日常生活を送るのが難しい状態のこと。それは脳のなかで感情をつかさどる機能が過熱、摩耗《まもう》して「うつ状態」になり、精神的に「過労」を引き起こしている状態です。

気分障害になると不眠や食欲不振、性欲減退といった症状が出てきます。なかには、「この世から消えてしまいたい」などとネガティブな感情に支配されます。

がん患者が経験する精神状態として、「せん妄」があります。せん妄とは、身体的な異常や抗がん剤など薬物の作用によって引き起こされる急性の脳機能不全のこと。

そうなると、「周りの状況が理解できない」「実際にはないものが見えたり、聞こえたりする」「物忘れがひどい」「興奮する」「眠れない」といった症状が現れます。そのため、家族から「ボケたのではないか?」などと心配されることがあります。

せん妄が多く見られるのは大手術のあと、新しい薬物を使ったあと、全身状態が変化したときなど。その多くは一時的な症状で、症状を軽減するために精神安定剤が使われています。

末期がん患者が抱くスピリチュアルペイン

終末期患者は、緩和ケアの現場で生の無意味や無価値、無目的、孤独、空虚などのスピリチュアルペインを覚えています。

京都ノートルダム女子大学人間文化学部の村田久行《ひさゆき》名誉教授は、末期がん患者が覚えるスピリチュアルペインについてこう定義しています。

「自己の存在と意味の消滅から生じる苦痛」

村田名誉教授は末期がん患者が覚えるスピリチュアルペインを人間存在の時間性、関係性、自律性という三つの次元から分析し、それが「将来の喪失（時間性）」「他者の喪失（関係性）」「自律性の喪失（自律性）」から生じる苦痛であると解明しています。

そして末期がん患者のスピリチュアルペインを緩和するスピリチュアルケアの指針として、死をも超えた「将来の回復」「他者の回復」「自律の回復」にあることを提示しています。

彼は対人援助論やスピリチュアル研究、福祉原理、哲学などが専門で、傾聴ボランティアを実践して「日本傾聴塾」の代表も務めています。

傾聴ボランティアとは、長期入院患者や独り暮らしの高齢者などを対象に相手の苦しみや悩みをじっくり聴いて共感し、ありのままを受け入れるボランティア活動のこと。傾聴することで相手の心を癒やし、孤独や不安を軽減させる手助けをしています。

いわゆる「村田理論」と言われているこの考え方は、緩和ケアの分野で医療関係者や福祉関係者などに広く支持されています。これはドイツの哲学者マルティン・ハイデガーの考えをもとにして、人の存在を「時間存在」「関係存在」「自律存在」という三つの視点からとらえています。

「時間存在」とは、過去の失敗を背負いながら将来の夢や目標をかなえる希望を抱いて今を生きている人の存在のこと、それはハイデガーの「過去と将来に支えられて今が成立する」という考え方に基づいています。

人は、将来の夢や目標があるから今を生きていけます。困難に遭遇しても、将来があると信じられるから強くもなれます。

しかし、不治の病に侵されて自分の死が近づいてくると将来という時間を失うことになり、今を生きていく意味や価値を見つけ出せなくなって「時間存在」として、次のようなスピリチュアルペインを自覚するのです。


「もうすぐ死ぬのだから何をしてもしょうがないし、何もやりたくない」

「時間がないので何かやらなければと思うのだが、何をやっていいのかわからない」

「死ぬのを待っているだけだから早く死なせてほしい」

「自分の人生は何だったのか？」


さらに「次の世代に引き継ぐことで自分の人生を全うしたい」という世代継承、「死が怖い」「死にたくない」といった死の不安や恐れ、「何の希望もない」「希望を持っていたい」といった願望などについてもスピリチュアルペインを覚えます。

自分の存在の意味や価値を成立させるには、時間軸の延長線上に将来があることが欠かせません。

しかし、死によって将来が失われると自分の存在の意味や価値が成立しなくなってしまいます。その点、間近に死を意識した終末期患者は自分の生が無意味、無価値、不条理に思えてスピリチュアルペインを自覚するのです。

参議院議員、三原じゅん子さんの「時間存在」としてのスピリチュアルペイン

ここで参議院議員の三原じゅん子さんのがん闘病のケースを取り上げて、人が「時間存在」として自覚するスピリチュアルペインを見ていきます。

三原さんはタレント時代、テレビドラマ『3年B組金八先生』（TBS系）の不良少女役で全国的にブレイクしました。その後、ドラマや舞台、バラエティー番組などに出演し、ミュージシャンとしても活躍していました。

その一方で、カーレーサーやオートバイのレーシングチームのレーサー兼監督として忙しい日々を送っていました。芸能界の同期には松田聖子や田原俊彦、柏原芳恵などがいます。

三原さんは二度目の離婚をした二〇〇八年、四三歳のときバンドのメンバーから誘われた人間ドックの検査で子宮頸《けい》がんが見つかりました。

子宮頸がんには子宮の粘膜を覆った扁平上皮《へんぺいじょうひ》にできる「扁平上皮がん」と頸管粘膜を分泌する腺組織にできる「腺がん」の二つのタイプがあります。彼女の場合、子宮頸がんのなかでも進行の早い「腺がん」でした。それは発見が難しく、ほかの臓器やリンパ節、卵巣などに転移しやすいとされています。

彼女は数年前、参議院議員会館で私の取材を受け、こう明かしました。

「まさか、私ががんを宣告されるとは思ってもいませんでした。がんを告げられ、手術をしても完治するのか、治ったとしても女優として復帰できるのかといった不安ばかりが頭をよぎっています。どうしても『がん＝死』と考えがちで、漠然と『身辺整理をしないといけないな』と思っていました」

がんを宣告された患者は「自分のがんが治らないのではないか？」と不安になり、目の前に重い鉄の扉が降りてくるような気持ちになるといいます。すぐに現実を受け入れることは容易ではなく、他人事のような感覚からなかなか抜け出せないのです。

そして残りの人生に思いを馳《は》せ、身辺整理のことも頭をよぎります。そんなことばかりを考えていると、気持ちが沈みがちになります。それが、スピリチュアルペインを自覚させるのです。

子宮の全摘手術で将来性と世代継承を喪失

三原さんは当時、担当医からこう告げられました。

「子宮の全摘手術が必要です。転移の可能性がありますので、卵巣やリンパ節も一緒に切除したほうがいいでしょう」

子宮を全摘すると、子どもが産めなくなってしまいます。

彼女は医師に病名を告げられたとき、まず『がん＝死』という思いが脳裏をよぎりました。手術をしても完治するのか、治ったとしても女優としてカムバックできるのかといった不安にも襲われました。それは「時間存在」の視点から見ると、「将来性の喪失」の可能性を意味していました。

しかも、彼女は子どもを産みたいと望んでいました。

二度の結婚で、それぞれ流産を経験しています。不妊治療にも何度か挑戦し、妊娠を待ったこともありました。子宮頸がんの発症は、その可能性さえも奪いかねない出来事だったのです。

人は、「時間存在」として「次の世代に引き継ぐことで自分の人生を全うしたい」という「世代継承」という願望もあります。彼女にとって子どもが産めないということは、その可能性が断ち切られることを意味していました。

間近に迫っている「将来性の喪失」や「世代継承」が失われる不安を緩和するには、「将来性の回復」や「世代継承」の持続が期待できる「子宮頸がんの完治」の可能性を探っていくしかありません。

彼女は、まず子宮の全摘手術をしないですむ治療法がないものかと子宮がん関連の情報をネットでかき集めました。わかったことは、腺がんは見極めが難しく医師によって見立てが違っているということでした。

それを知った彼女は、担当医に遠慮することもなくセカンドオピニオン、サードオピニオンを探し求めました。

その間、ずっと「死ぬこと」について考えていたといいます。

三原さんが最終的に手術を任せることにした医師は、次のような意見でした。

「子宮の全摘手術は避けられませんが、卵巣や骨盤のリンパ節まで切除する必要はないと思います。子宮を摘出すると後遺症の種類がまったく違ったものになり、なかには『ただ生きているだけの人生』を送ることになってしまうケースもあります」

その医師は、彼女の術後の人生まで配慮してくれました。

手術で卵巣を全摘すると、ひどい後遺症に見舞われます。最悪の場合、自分で尿意を感じられなくなります。そうなると手術後、リハビリは「おしめ」を装着することから始める必要があります。リンパ節を切除すると、リンパ浮腫《ふしゅ》という後遺症が出てきます。それで脚の太さが三、四倍になってしまうこともあるのです。

彼女は女優業を続けていましたし、女性ホルモンの分泌にも影響がある卵巣は残しておきたい、脚は太くなりたくないと思っていました。

幸い手術は成功しましたが、その代償として子宮を失いました。覚悟はしていましたが、「もう子宮がない」という現実を突きつけられて大いにショックを受けたのです。

「がんの再発、転移が早い時期に起きてくるのかなと想像すると、今までの三原じゅん子が死んでしまったかのような気持ちになりました」

がん治療による子宮の摘出で、彼女は「子どもを産む」という女性としての望みを絶たれました。それは「将来性の喪失」を意味していました。同時に、「次の世代に引き継ぐことで自分の人生を全うしたい」という世代継承の望みもかないませんでした。

しかし闘病中、自分よりも大変ながんを患っていた患者が不安を抱えながらも明るく振る舞っている姿を見てこう考え直したのです。

「大変なのは自分だけじゃないんだ」

そう思うと、人が本来持っている困難を乗り越えて現実的に適応しようとする力が働いてきました。つらい状況にありながらも、がんの手術法という運命を自ら選択していたこともあり、手術後の人生を新たに切り拓いていこうと決意したのです。

彼女は「がんになったのは仕方がない」「今後は自分ができることを考えていこう」などと見通しを立てることで、前向きな気持ちになっていきました。そして、子宮頸がんという病魔に負けないで、長くつき合っていく気にもなれたのです。

これは「時間存在」の視点から見ると、もう子どもが産めないという「将来性の喪失」から、新たに「将来性の回復」を見つけ出すために前向きに進み始めたことを意味していました。

がんに対する世間の差別意識と戦う決意

世の中には、残念ながら病気に対して心ない差別意識があるのも事実です。あの人は乳がんで乳房を失ったとか、子宮がんで子宮を失ったとか噂《うわさ》にされがちです。三原さんは、心ない差別が怖くて子宮頸がんを患って子宮を全摘したことを公表できませんでした。

父親が病弱で二〇年ほど前、脳梗塞に見舞われていました。母親は、半身麻痺や言語障害の後遺症が残った父親の介護で大変でした。

その後、父親が再び脳梗塞に見舞われ、薬の副作用で痴呆《ちほう》の兆候が見られるようになりました。それが治まると今度はうつ症状が見られるようになり、引きこもりも始まりました。当時、母親は「お父さんの介護で自分の時間がなく、どこにも出かけられないのよ」とぼやいていました。

彼女は、父親の介護に明け暮れている母親の姿を見ていて「なぜ父親はワガママばかり言うのか?」と思っていました。

しかし、がんを患って母親に看病してもらっているとき、思うように体が動かせなくて苛立ちが募ることも度々でした。そういうとき、脳梗塞の後遺症で思うように体が動かせなくなった父親の気持ちもわかるような気がしたのです。

手術後、三原さんは病院のベッドで将来のことを思い悩んでいました。

「これからどう生きていくべきか?」

二度の離婚を経験し、そのとき独り身でした。手術で子宮を全摘出していたので、すでに子どもが産めない体になっていました。「独りぼっちになってしまった。もう失うものはない」と思うと、新たな「将来性の回復」のため動こうと決心したのです。

ふつうなら、沈んだ気持ちで捨て鉢になるところです。

しかし、彼女はがんを患ったことで介護する側とされる側の気持ちもわかるようになっていました。そして自分が本当にやりたいことに気づき、さらにこう思い立ったのです。

「介護施設を立ち上げよう」

それまで車椅子バスケットや介護、介助犬のイベントなどに進んで参加し、介護には興味がありました。

彼女は介護施設を立ち上げようと決断すると行動も早く、ともかく生命保険をすべて生前に受け取れるように手続きをしました。それを受け取ると、そのすべてを介護施設の立ち上げに注ぎ込みました。

退院後、所属する芸能事務所の関係者には、介護施設の開設について強く反対されましたが、介護事業の関係者を訪ねたりしてその設立に向けて行動を開始しました。必要な資金が足りず、日本政策金融公庫から不足分を借りてまで行動したのです。

そして二〇一〇年三月、念願だった通所介護（デイサービス）施設「だんらんの家三鷹」をオープンさせました。

介護施設を設立するプロセスで行政と接してみて、行政が現場のことをまったくわかっていないといった思いが強くなりました。そして、次に日本の福祉行政をより良いものにしていくために政治家を目指すことにしました。

そして、第二二回参議院選挙に自民党の候補として出馬し、見事当選したのです。

二〇一〇年一〇月二一日、三原さんは国会議員になって初めて参議院厚生労働委員会で質問に立っています。その席で、子宮全摘手術の経験を踏まえてこう発言しました。

「女性にとって最も大切な子どもを産むという機能を失ってしまいました」

それに対して、民主党（現民進党）の女性委員から批判が浴びせられました。

「女性は子どもを産むためにあるような表現で、不適切だ」

当時、民主党が政権を担当していました。三原氏は、その批判に唖然《あぜん》としました。なぜなら、自分の手術体験を述べただけで、女性全般について語ったつもりなどなかったからです。

「その批判が、私と同じ体験をされたすべての女性に不愉快な思いをさせたことが許せませんでした。同時に、その女性委員の発言に女性として呆《あき》れ、子宮全摘手術で子どもを産めなくなった女性に対する差別発言だと思いました。子宮を摘出すると子どもが産めなくなるだけではなく、排尿や排便の障害、リンパ腫などの後遺症に悩まされます。子宮全摘手術を体験された女性は命と引き換えに後遺症に悩まされる生活を送り、子どもが産めなくなった精神的なダメージまで負っているのです」

彼女は今、新しい伴侶も得て国会議員として医療や介護、年金などの社会福祉改革を中心として活動しています。

女優、音無美紀子さんの「関係存在」としてのスピリチュアルペイン

次に女優の音無美紀子さんの乳がん闘病生活を取り上げて、人が「関係存在」として自覚するスピリチュアルペインを見ていきます。

「関係存在」とは、他者との関係があるから存在できる人の存在のこと。人は一人では生きていけません。日ごろ家族や知人、仕事の関係者など周りの人との関係性のなかで相手を支え、相手から支えられて生きています。自分のアイデンティティーも、相手が認識してくれることによって確かめることができます。

しかし、そうした関係性が人生最大の危機である自分の死によって断ち切られてし

まいます。「死んでいく自分」と「まだ生き続ける周りの人」という越えられない壁によって、お互いが切り離されるような予感に打ち震えて「魂の痛み」を覚えます。

それが孤独や虚無感を募らせることになり、「死んだら何も残らない」「自分だけが取り残されたようで孤独だ」「子どもが看病してくれているが、独りぼっちのように感じられて寂しい」「誰も自分の苦しみをわかってくれない」といったスピリチュアルペインを自覚させるのです。

とくに周りと深い関係性を築いてきた人ほど別離の悲しみも深く、「自分がいなくても、いつものように世間は回っていく。それなら、なぜ自分は生きているのだろうか？」といった深刻な孤独や疎外感に襲われます。

死が近づいて他者との関係の断絶を予感し、一人で死んでいくことを強く意識して、自分の存在を支えてきたものを失ってしまうというスピリチュアルペインを覚えるのです。

がんと思いたくない心理が早期発見を遅らせる

音無さんは、三〇代で乳がんを患いました。彼女の夫は、俳優の村井国夫さん。二人の間には、娘と息子がいます。私は、彼女に乳がん体験者として「早期発見」について取材したことがあります。

彼女は一九八八年五月、娘が通っていた幼稚園の保護者の集まりに参加しました。その席で、当時暮らしていた世田谷区の回覧板に載っていた乳がん検診のことが話題になりました。彼女は当時、まだ三〇代でしたので、その対象者が四〇歳以上となっていたがん検診にあまり関心を抱きませんでした。

その夜、自宅で風呂に入っているとき昼間の話題を思い出し、保護者から教えられた方法で左胸の内側を手で触ってみました、すると、直径が一・五センチほどのシコリを感じたのです。

がんかもしれないという不安が脳裏をよぎり、夫に相談すると「病院で診てもらったほうがいい」と勧められました。当時、テレビドラマの撮影で忙しい時期。それでも別の日、念のためにテレビ局の近くにあるクリニックを訪れました。

そのとき医師から、こう言われました。

「私の妻も三年に一度の割合で乳房にシコリができて、その度にそれを除去する手術を受けています。音無さんのシコリも妻と同じものかもしれませんし、そんなに心配することもないでしょう」

医師は「仕事がひと段落したら訪ねてみてください」と言い、大学病院への紹介状を書いてくれました。

彼女は医師の言葉を自分の都合のいいように解釈し、紹介された大学病院をしばらく訪れませんでした。当時、「まさか三〇代の私ががんだなんて、あり得ない」と思いたかったのです。

二か月ほど経ったころ、家族や仲間と連れ立って軽井沢に遊びに出かけました。夫や友だちとゴルフを楽しんだ夜、まだ幼かった息子を腕枕にして寝かしつけようとしていたとき左胸に強い痛みを覚えました。そこで、夫にこう問いかけました。

「久しぶりのゴルフで筋肉痛になったのかしら」

「ちょっとまずいかもしれない。すぐに病院で医師に診てもらったほうがいい」

そのころ夫の知人の奥さんが乳がんの手術を受けたばかりで、夫はそれを連想して妻のことを心配していました。

彼女は左胸のシコリをがんだと思いたくなく、クリニックで紹介された大学病院を訪れることを避けていました。それが、がんの早期発見を遅らせることになったのです。

乳房よりも命のほうが大事

翌日、音無さんは早々と軽井沢を引き上げて紹介状を書いてもらっていた大学病院を訪れました。触診をした担当医は、彼女にこう告げました。

「乳がんの疑いが強いですね。手術が必要です」

彼女は、それを聞いて頭のなかが真っ白になりました。そんな彼女に、担当医がこう畳みかけてきました。

「手術をすると最低でも三週間は退院できません。仕事のほうは大丈夫ですか？」

「そんなの無理です。ちょっと待ってもらえませんか？」

彼女は、そう答えるのが精いっぱいでした。

がんという言葉は、それを告げられた患者の心に多大なストレスをもたらします。がんを告知されたあとは、大半の人が「まさか自分ががんだなんて、何かの間違いに決まっている」などと現実を認めたくない気持ちが強くなるのです。

それは自然な反応で、大きな衝撃から心を守ろうとしている現れです。「なぜ自分だけがこんな目に遭わなければならないのか？」「私が何か悪いことをしたというのか？」などと、強い怒りや苛立ちを覚える人もいます。

なかには、「食生活が悪かったのではないか？」「仕事のストレスのせいではないか？」などと自分を責める人も出てきます。

乳がんと告げられると、どんな女性でもパニック状態に陥ってしまいます。たとえば、乳房のない自分を想像するだけで涙があふれ出す人もいるでしょう。ただ、そうした状態で手術の方法や再建手術などを焦って決めることは危険です。

彼女は看護師に「あとで検査がありますので、ロビーで待っていてください」と言われても、膝がガクガクと震えてしばらく椅子から立ち上がれませんでした。娘の幼稚園の送迎や家族の食事、女優としての仕事など心配事が次々と頭のなかに浮かび、「がん＝死」という思いもあって激しく動揺していたのです。

「まだやりたいことがたくさんあるのに、私ががんだなんて」と「時間存在」として夢や目標が失われる「将来性の喪失」を予感し、それが不安や恐れを増幅させていました。やっとの思いで椅子から立ち上がると、超音波やマンモグラフィーなどの検査を待つためにロビーに向かいました。

ひと通りの検査が終わって病院をあとにしても「夫にどう打ち明けようか」と思い悩み、自宅に足を踏み入れるのが怖くてしばらく近くをウロウロしていました。

夫に「がんの疑い」があることを告げたあとも、自分を安心させるために強がりの言葉ばかり吐《は》いていました。

「私の乳がんは、ほんの初期ですって。乳がんなんかで死なないから大丈夫」

乳がんは、ふつう進行性のがんではないかぎり一刻を争って治療をしなければいけないものではありません。だから焦らないでいろいろ情報を集め、必要であればセカンドオピニオンを求めたりして、自分が納得できる手術の方法を選択することが大事です。

彼女は「医師の判断が間違っている」という思いが強く、病院関係の事情に詳しい友人に相談しました。

「医師から乳がんの疑いがあると告げられたけど、どうしよう」

「別の病院を一緒に訪れてみましょう」

音無さんは一縷《いちる》の望みを抱いて、当時では日本の乳腺外科では五本の指に入るという医師のいる別の大学病院を訪れました。その医師は彼女の左の乳房を触るとすぐに、「あっ、これは乳がんですね」と言いました。

検査結果は一つ目の大学病院と同じで、病状は「ステージ1」ということでした。彼女はその医師に「手術は一日でも早いほうがいいですね」と言われ、直ちに入院の手続きをしています。親友が一緒だったこともあり、前よりも冷静に対応ができたのです。

がん患者が経験する心の状態の代表的なものが、「不安」と「落ち込み」です。ある程度は通常の反応ですが、告知後しばらくの間は眠れなかったり、食欲がなかったり、集中力が低下する人も少なくありません。

なかには強い不安や落胆が続き、今まで経験したことのないようなつらい状態に陥ってしまう人もいます。

がん患者が治療前、治療中、治療後など時期を問わずに不安を感じたり、気持ちが不安定になったり、落ち込んだりするのは自然な反応です。不安や落ち込みは通常の反応で、すぐに問題になるわけではありません。

音無さんは、最初に訪れた大学病院で「乳房の温存手術も可能です」と告げられていました。

その点、二番目に訪れた大学病院の医師は丁寧にこう説明しています。

「欧米では乳房の温存手術が主流になってきていますが、術後の再発について十分なデータがあるわけではありません。現状では、乳房の全摘手術のほうが温存手術よりも生存率が高いのです」

当時、乳房の手術はそういうレベルでした。音無さんにつき添っていた夫は、彼女が答えようとするのを制するかのようにこう断言しました。

「先生、バッサリとやってください。乳房よりも、妻の命のほうが大事です。妻が女優であり、女性であることよりも、妻であり、母親であることのほうが大事なのです」

夫の断固とした物言いに、彼女は口を差し挟むことができませんでした。

子どもを残して死んでいくというつらさ

音無さんは、最終的に納得して左の乳房の全摘手術を受けました。幸い手術は成功し、食欲も回復。抜糸後、左腕を少しずつ上げていくリハビリにも取り組み始めました。

闘病生活では、病院側の了解を得て病室の入口には親友の名前を掲げていました。どうしても病室から出る必要があるときには、顔がすっぽり隠れるくらいの大きなマスクをしていました。なぜならテレビや週刊誌などに手術のことを気づかれ、興味本位に報道されることを心配していたからです。

彼女は、私の取材でこう明かしています。

「もしメディアに嗅《か》ぎつけられて『もう音無美紀子にはオッパイがない』などと興味本位に取り上げられ、私の裸体を想像されるだけでも嫌なことでした」

担当医から手術について詳しい説明を受けましたが、それでも乳房の温存をあきらめきれない気持ちがありました。

手術後の措置として、抗がん剤を点滴で腕から注入。ところが、点滴の針がうまく入っていなかったことで右腕がパンパンに腫れ、痛くて腕も上げられなくなりました。痛みと腫れは一か月ほど続き、ザクロ色のアザがいつまでも消えませんでした。そこで月に一回、一年間の予定だった抗がん剤の治療を勝手にやめてしまいました。

日常生活では子どもと一緒に風呂に入れなかったり、子どもを抱っこして上げられなかったり、自分で髪のセットをできなかったりと、手術前にはやれていたことが痛みや体の違和感もあってできなくなりました。

しかし、やはり人は一人では生きていけません。周りの人との関係性のなかで相手を支え、相手から支えられて生きています。

彼女は、それまで子どもとの関係が生きがいの一つとなっていました。しかし、死を意識することによってその関係性に危うさが生じてきました。なぜなら、それが死によって断ち切られてしまうからです。

そのころ「死んでいく自分」と「まだ生き続ける子どもたち」という越えられない壁によって、お互いが切り離されるような予感に孤立感や疎外感を募らせるというスピリチュアルペインを覚えていたのです。

今後、「女優としてやっていけるのか?」「あと何年生きられるか?」といった不安もあり、目の前に死がぶら下がっているような恐怖にも苛まれていました。やがて食欲不振や不眠に陥り、人と会いたくなくて外出も控えるようになっていきました。

がん患者は、さまざまなストレスを感じます。そうした心の反応は、まず「ショック・混乱」の時期、次いで「不安・落ち込み」の時期、そして「新たな生活への出発」の時期という三つの時期をたどるとされています。

この時期、彼女は今後の不安や気持ちの落ち込み、食欲不振、夜ぐっすり眠れないなどの症状が現われていました。さらに「どうして自分だけががんなのか？」「生きていても仕方がない」といった怒りや苛立ちを覚え、周りの人と壁ができたような孤立感や疎外感を感じるようになっていました。

つまり、二番目の「不安・落ち込み」の時期を迎えていたのです。

うつ病まで発症させるスピリチュアルペインの怖さ

音無さんは、そのころテレビドラマに出演する話が持ち込まれてマネージャーにこう言われていました。

「あなたは女優の仕事が好きなのだから、仕事に復帰したら元気になるんじゃないの？」

彼女は、気分転換になるかもしれないと思ってドラマに出演することにしました。六〇年安保をめぐる学生運動のリーダーという勇ましい女性の役で、季節は初夏から真夏にかけてという設定でした。そして彼女は、衣装合わせで監督からこう求められました。

「半袖シャツで上から二つボタンを外すというラフで活動的なイメージにしてほしい」

彼女は、監督に乳がんの手術を受けたことを明かしていませんでした。シャツの胸元を開くと、手術の傷跡が丸見えになってしまいます。そこで監督に、こう提案しました。

「この役柄のイメージは半袖シャツでなくても出せると思います」

「そんなに腕を出すのが嫌なのですか」

監督は、語気を荒らげました。彼女は、衣装合わせで監督と意見が折り合わずパニック状態に陥っています。心臓が激しく鼓動し、頭が痛くなり、呼吸さえもうまくできなくなったのです。

不安定な精神状態のまま本読み、リハーサルに入ったのですが、台詞《せりふ》が目に入らずに思うように話せなくなりました。その日、帰宅して台詞を覚えようとしましたが、まったく頭に入ってきません。どれが自分の台詞なのか、どういう場面設定なのかもわからなくなってしまったのです。

翌日、これからロケに出発するという土壇場になって「自分にはできない」と降板しました。ドタキャンという形でドラマを降板することになって、「これで女優生命が絶たれてしまった」と絶望感に襲われました。

今後のことを考えると漠然とした不安や気持ちの落ち込みがあり、夜ぐっすり眠れないなどの症状が現われて日常生活に支障を来し始めています。

周りの人との間に壁ができてしまったような疎外感や「なぜ自分だけががんなのか？」といった孤立感が募り、「関係存在」として「孤独だ」「誰もわかってくれない」といったスピリチュアルペインを覚えていたのです。

その後、気分が落ち込んだ状態は悪化するばかりでした。

心も体も、混沌《こんとん》とした世界を浮遊しているような状態で、学校に行く娘に持たせる弁当のおかずも何をつくっていいのかわからず、スーパーに買い物に出かけても何も買わずに帰宅したこともありました。

心も体も混沌とした世界を浮遊しているような状態が続き、気持ちが塞ぎ込むばかりでした。自宅にいてもボーッとしていて、夫に「どうしたんだ」と声をかけられても反応しないときも度々でした。電車が下を走っている陸橋の上に立って、こう思ったこともありました。

「誰かが今、背中をポンと押してくれたら確実に死ねるかもしれない……」

なんと、うつ病を患っていたのです。

自宅の二階から下を眺めて、「この高さから飛び降りても死ねないだろうな」と思ったり、ある真夜中、彼女は眠れないまま天井の一点を凝視していました。夫は、そんな妻を見て「明日、病院に行ってみよう」と声をかけました。

彼女は即座に「病院には行きたくない。もう生きていたくない。このまま死んでしまいたい」と言い、夫を困らせたのです。

スピリチュアルペインを救った娘のひと言

音無さんは娘が小学校に入学した年の夏休み、調子の悪い日々が続いていました。娘をプールにも家族旅行にも連れて行ってあげることができず、自宅で一緒に遊んであげることもできませんでした。

夫も舞台の仕事で忙しく、娘にとっては可哀そうな夏休みでした。そんな娘が夏休みの宿題だった絵日記を描こうとしたとき、「何を描いたらいいのかわからない」と言ってきました。

音無さんが娘に「何がしたいの？」と聞くと、娘は「ご飯と目玉焼きをつくってみたい」と答えました。音無さんは医師に「手術でリンパ節を切除していますから左腕のケガには注意してください」と注意されていたので、包丁や調理器具には触れたくない「台所恐怖症」になっていました。

それでも目玉焼きくらいならつくれるかもしれないと思い、重い足取りで台所に立ってみました。

フライパンを手にした瞬間、それは鉛《なまり》のように重く、やっとの思いでコンロに乗せることができました。そして娘に「卵はこうやって割るのよ」と語りかけ、手にした卵をフライパンの縁にぶつけて割りました。それが意外とうまくいったのです。

目玉焼きが完成すると、娘は「わぁ〜、できた」と大喜び。さっそく、目玉焼きを絵日記に描いていました。

翌日、音無さんはお米を研《と》いで、炊き上がったご飯でおにぎりをつくってみました。それまで家政婦に家事をやってもらっていましたが案外うまくいき、「こんな私にもできる」と前向きな気持ちが湧いてきたのです。

ある日、音無さんは友だちの家に遊びに出かけていた娘を車で迎えに行った帰り道、助手席に座っていた娘から「どうしてママは笑わないの。お友だちのママはいつも笑っていて楽しいし、かわいい」と言われました。

自分では娘には笑顔で接していたつもりでしたが、そうではなかったのです。娘のひと言で今の自分には笑いがなく、子どもを前にしても心ここにあらずの状態だったと強いショックを受けました。娘が自分の暗い表情を日ごろ不思議に思い、悲しく感じていたことに気づかされたのです。

同時に、目の前の娘が不憫《ふびん》でいとおしく思えました。そして、こう強く自分に言い聞かせました。

「娘の前では笑っていないといけない。大切なのは女優としての自分ではなく、家族なのだ。夫のため、子どものためにもう一度、いい妻、いい母親にならないといけない」

彼女は昔、ハワイで結婚式をあげるために夫と出発を待っていた羽田空港で、母親から「あとで読んでね」と言われて一通の手紙を手渡されたことがありました。

その手紙には、こう書かれていました。

〈あなたが喜ぶとき、私はその何十倍も喜び、あなたが悲しんでいるとき私はその何十倍も悲しいのですよ〉

音無さんはワイキキの浜辺で、その手紙を読んで涙がこぼれてきました。娘から「ママはなぜ笑わないの？」と胸を突き刺すような言葉を投げかけられ、母親の手紙の文面を思い出して「親が子どもに悲しみを与えてはいけない」と痛感したのです。

娘のひと言で「時間存在」としてハイデガーの言う「過去と将来に支えられて今が成立する」ということに「スピリチュアル覚醒《かくせい》」したのです。さらに「次の世代に引き継ぐことで自分の人生を全うしたい」という世代継承の望みも復活させることができたのです。

音無さんも夫や子どもとの関係性のなかで相手を支え、相手から支えられながら生きていました。

しかし、その関係性が「死んでいく自分」と「まだ生き続ける家族」という越えられない壁によって夫や子どもと切り離されてしまうという「他者の喪失」の予感が、「自分がいなくても、いつものように家庭は回っていく」「死んだら自分のことなど何も残らない」といった孤立感や疎外感を募らせていました。

それがスピリチュアルペインを自覚させていたのです。

音無さんは、乳がんやうつ病という「死を連想させる病」がもたらすものを意識するあまりに家族を含めた周りの人との「他者の喪失」が進み始めていました。それが娘のひと言で家族との「他者の回復」の方向に向かって、大きく舵《かじ》を切ることができたのです。

それが彼女のスピリチュアルペインを救い、「関係存在」におけるスピリチュアルケアとなっています。

彼女はその日から鏡を前に笑顔のつくり方を練習し、新たな自分を意識することができるようになりました。娘のひと言が、うつ病という混沌とした世界から自分を引き上げてくれたのです。

それから心の状態の回復は早く、日ごろ子どもの世話を焼いたり、家事をこなしたり、散歩に出かけたりするようになっています。少しずつ体を動かしていると、それまで心を覆っていた霧が次第に晴れていくのがわかりました。食欲も出てきて、夜も眠れるようになったのです。

そのころ新居が無事に完成しました。心がふさぎ込んでいたころ「どうせ死ぬんだから新しい家には住めない」と決めてかかっていた家でした。彼女はいろいろ葛藤を経て、今ではうつ病も治癒しました。そして、こう振り返っています。

「乳がんとうつ病との戦いは、ひたすら死を強く意識させるものでした。乳がんを患う前、死や生について意識したことはありませんでした。乳がんに続いてうつ病を患い、死にたい気持ちに駆られました。同時に生きる意味についても深く考えさせられ、本当の自分と向き合って『この世に命を失う以上の苦しみなんてない』という答えを見つけました。

どうせ生きるのなら心から楽しく、やりたいことをやったほうがいいと思うと気が楽になりました。自分でも不思議でしたが、急に元気が出てきたのです」

彼女は、そこにたどり着くまで長い苦悩の旅を続けてきたのです。

小林麻央さんの「自律存在」としてのスピリチュアルペイン

終末期患者は、「自律存在」としてどういうスピリチュアルペインを覚えるのでしょうか。

「自律存在」とは自分のことを自己決定し、自身をコントロールすることで「自律」し、さらに人の役に立つことができる生産的な人の存在のこと。

人は自分で身の回りのことを自己決定できて、何か人の役に立つことで今を楽しく生きていけます。しかし、自分の死という人生で最大の危機に直面したとき、「自律存在」として何らかのスピリチュアルペインを自覚します。

自分が生きるために必要とする場所や人間関係などを死によって奪われてしまう「自分の存在の枠組みの喪失」、そして「自分である意味や価値の喪失」を予感して生きることに不安や恐れを抱くのです。

病気を患って死が近づいてくると身の回りのことが自分で思うようにやれなくなり、その悪化によって体が衰えていくと、いろいろ「できない」という不能感を痛感させられます。

自分のことなのに決定権を人に委《ゆだ》ねざるを得ない、人の世話にならなければ生きていけない状況に置かれると、自分には生きる意味や価値がないといったスピリチュアルペインを自覚するようになります。


「一人で何もできなくなった。これでは生きている意味がない」

「人の世話になって迷惑かけるのは何の役にも立たず、生きている価値がない」


自分が存在する意味や価値が根底から揺さぶられ、将来が見えないことで孤独や虚無感にも苛まれます。

身体的に「何もできなくなってしまった」、認知的に「しっかりしていたい」、将来的に「この先どうなるのか不安だ」といった自分をコントロールできなくなることについてもスピリチュアルペインを自覚します。

さらに過去と今の自分を比べて、同一性の喪失についてもスピリチュアルペインを抱きます。


「昔のように自分らしく美しくありたい」

「今の自分は何の役にも立たない」

「こんなみじめな姿を人に見られたくない」


そんなスピリチュアルペインを覚えると自分の人生が信じられなくなり、不安になって混乱します。その原因は、「自分の存在が死によって脅かされている」という事実にあります。

人の体は生きようとする能動性と自律性、それを他者と共有しない私秘性（プライバシー）によって完結します。それが自分の固有性と自律性の源泉となり、その二つが病気や障害によって阻害されたとき、人の役に立たないという自己の無価値を体験させられることになります。

さらに他者に依存しないと闘病生活を送れないことによって自律性とプライベートが奪われてしまい、他者へ負担と迷惑をかけているという負い目からスピリチュアルペインを覚えるのです。

乳がんで亡くなった小林真央さんは生前、終末期を迎えて子どもと一緒に風呂に入れなかったり、子どもを抱っこして上げられなかったり、家事をこなせなかったりと、手術前には当たり前にやれていたことが体の衰弱や心身の苦痛によって思うようにできなくなっていました。

それは「自分の存在の枠組み」の喪失であり、「自分である意味や価値」の喪失を意味しています。

さらに彼女は身の回りのことを家族や医療スタッフなどの世話になり、何でも自分で決めることができなくなっていました。過去と今の自分を比べて「自分は何の役にも立っていない」と、同一性の喪失についても悩まされていたことでしょう。

もちろん、一番心残りだったのは二人の小さな子どもを残して先に旅立つことです。

終末期患者は、病気を患って「家族に迷惑をかけるのなら、いっそ死んでしまいたい」といった負い目に苛まれます。さらに、「もう家族とは二度と会えなくなるのではないか？」と家族との永遠の別離の予感にも苦しめられます。

元プロ野球選手の盛田さんも、取材でこう明かしていました。

「妻には何かと迷惑のかけっ放しです」
「手術のたびに、手術がうまくいかなくて二度と家族と会えなくなるのではないかと思っていました」

私も脳梗塞の後遺症で以前できていたことができなくなり、今も妻にはいろいろ迷惑をかけています。

たとえば妻と一緒に食事に出かけたとき、箸がうまく使えなくて食べ物をポロポロこぼして格好が悪いといった思いをさせています。散歩に出かけても歩くスピードが遅く、楽しいはずの散歩が妻にとっては「まるで修行につき合わされているようなもの」になっています。

常に「このまま麻痺が回復しないのではないか？」「脳梗塞が再発するのではないか？」といった不安があり、それがスピリチュアルペインにつながっていました。

がん告知を受容した日産ＧＴ－Ｒの元開発責任者、水野和敏さん

私にとって、リスペクトしてやまない人が何人かいます。その一人が日産ＧＴ－Ｒ（35型）の元開発責任者、水野和敏さん（六五歳）です。

彼とは、本の企画編集で一緒に仕事をしたことがあります。彼は日産時代、ポルシェやベンツにも決して負けないニッポンのスーパーカーを創ろうとしていました。ＧＴ－Ｒの開発では、カルロス・ゴーンＣＥＯ（当時）にこう言われています。

「君は今日からミスターＧＴ－Ｒだ。すべてを君に任せるのでやってほしい」

彼はゴーンＣＥＯの情熱に、モチベーションに火が点《つ》けられました。

二〇一一年三月一一日金曜日、東日本大震災が発生。その夜、水野さんはかかりつけの医師から三日後の月曜日に病院を訪れるように言われました。三日後、病院を訪

れると医師にこう告げられました。

「末期の胃がんで、二年後の生存率は二〇％以下です」

水野さんは、それなりに自覚症状がありました。すでに大きな胃潰瘍《いかいよう》があり、それが胃がんに変身して胃壁を貫通していたのです。

がんと告げられるのは衝撃的なことで、ふつう患者に大きなストレスをもたらします。ほとんどの患者は告知後、「まさか自分ががんのはずはない」「何かの間違いに決まっている」などと認めたくない気持ちが強くなります。それは、大きな衝撃から心を守ろうとする自然な反応です。

なかには、「私が何か悪いことをしたのか？」「なぜ自分だけがこんな目に遭わなければならないのか」といった怒りさえ感じる人もいます。

その点、水野さんは「そうですか」と素直に受け入れたのです。

当時、取り組んでいたGT－Rの開発は、彼にとって単なるライフワークではなく人生を賭《か》けた大仕事でした。彼はチームの夢を乗せ、日本人のモノづくり力を証明したいといった思いで取り組んでいました。

その思いが先に立ち、がんで死ぬかもしれないという恐怖も動揺もあまり感じなかったのです。自分の生き様に後悔もなく、精いっぱいに生きてきた自分を褒めて死にたいと思っていました。何のために生きてきたのかと、後悔するような死に方だけはしたくなかったのです。

「自律存在」とは身の回りのことを自己決定でき、人の役に立つことができる生産的な存在のこと。

水野さんはがんに侵されたといってもGT−Rの開発責任者で、何でも決められる立場でした。しかも、日本人のモノづくりの力を証明するために働いているという自負がありました。

だから、がんを宣告されても身体的に「何もできなくなってしまった」、認知的に「しっかりしていたい」、将来的に「この先どうなるのか不安だ」といった自己コントロールができなくなる恐れについて、スピリチュアルペインをほとんど覚えなかったのです。

さらに、過去と今の自分を比べて「何の役にも立たない」という同一性の喪失について悩まされていません。

村田理論では、「自律存在」でのスピリチュアルケアの方向性をこう提示しています。
「知覚、思考、表現、行為の各次元での自律の回復、身体に依存しないスピリチュアルな自己の覚知」

それはスピリチュアルペインを覚えている人の心を穏やかにすること、生きている意味や価値を見つけ出すことを意味しています。その点、水野さんは心に乱れがなく、生きる意味や価値もわかっていました。

「国立がん研究センターがん対策情報センター」の推計値（二〇〇七年）によると、生涯でがんに罹患《りかん》する確率は男性が五五・七％、女性が四一・三％となっています。つまり、日本人の二人に一人は一生のうちに一度はがんを患う恐れがあるのです。
今では、がんを患っても治療を受けながら仕事を続けている人も増えています。がんとともに生き、働いていく時代が始まっています。ただ、がんの治療で心身ともにつらい状況が続くと大きな負担になります。

これまでがん医療では体への治療が優先され、心のケアはあまり重視されてきませんでした。しかし、がん患者の声を反映して心のケアの必要性が強調されるようになったのです。

人は死ぬために生きている

水野さんは、がんを告げられた日、家族には「医者に『がんで死ぬ』と言われたけど、今後ともよろしく」と伝えました。がんになっても、「なるようにしかならない」と覚悟していました。生きることに真剣で、がん告知を受けた三日後、前から予定されていたオーストラリアのサーキットで行われるイベントのため旅立っています。

「人はいつか死ぬし、生きることに欲を持たないほうがいい。だから、いつ死んでもいいやではなく、死ぬために生きているのです」

まさに、これまで真剣に生きてきた人の口からしか出てこない言葉です。

彼が人の死を強く意識したのは、カーレースの監督時代でした。いろいろなカーレースで、ドライバーが事故で黒焦げになったシーンを幾度となく目の当たりにしてきました。だから、勝負を賭けたプロフェッショナルな仕事の先には死さえ待ち構えていることがあることを知っていました。

常に、「いつ死んでも悔いだけは残したくない。そのために今を生きよう」といった思いで生きてきたのです。

彼の胃がんは末期で、その年（二〇一一年）の六月に胃や胆嚢《たんのう》、膵臓《すいぞう》、脾臓《ひぞう》のほとんどを一〇時間近くかかった手術で取り除きました。

手術後、医師から「自分をかばって寝てばかりだと内臓が栄養を吸収しなくなる」と聞いて、病棟内を死ぬようなつらさを感じながら歩き回っていました。そして一週間後には、病棟内の一階から四階までの階段を一日一〇往復できるまでになっていたのです。訓練の甲斐もあって二週間で退院し、翌日から会社に出社しました。

その後、担当医から「水野さん、何歳までも生きられますよ」と驚かれています。

担当医によると、体形も体調も血液のバランスも三〇代後半に戻っているということでした。五〇代に溜まったメタボも改善し、担当医がこう不思議がっていました。

「膵臓も脾臓もない人が白血球、赤血球、血小板のすべてが中央値で納まっているのはなぜなのかよくわかない」

なぜなら、それを補正する役割を担っている器官がすでに体には残っていなかったからです。

彼にはどんな逆境に見舞われても、それに屈することなく生きていく環境をつくっていくしかないことを教えてくれた人がいました。

母親と祖母でした。今でも、二人が日ごろ言っていた「悪いこと、天知る、地知る、人が知る」という言葉を覚えているといいます。

村田理論では、スピリチュアルケアの指針として、次のような方向性が示されています。


「死をも超えた将来の回復」

「死をも超えた他者との関係の回復」

「知覚、思考、表現、行為の各次元での自律の回復、身体に依存しないスピリチュアルな自己の覚知」

その目的は、スピリチュアルペインを覚えている人の心を穏やかにすること、生きている意味や価値を見つけ出すことができるようにすることとです。スピリチュアルケアの方向性として心の穏やかさを確保し、生きる意味や価値を脅かしているものの影響を弱め、逆にそれを支えるものの影響を強めていくこととされています。

水野さんの場合、それらが自分の過去の生き様によって担保されていました。だから、これといったスピリチュアルペインを覚えることもなく心が穏やかで、生きている意味や価値を根底から脅かされることがなかったのです。

「時間存在」として「次の世代に引き継ぐことで自分の人生を全うしたい」という「世代継承」の願望も母親や祖母の教えを言葉として受け継ぎ、それが今の家族やGT―Rの開発チームに受け継がれているといった安心感がありました。

彼の生き方は、近づいてくる死を意識したときにスピリチュアルペインを覚えることなく人生を送るための「理想型」の一つと言えるでしょう。

私は、もともとシニカルな視点で見る性向が強いほうでした。

ところが、三度の闘病生活を経ることで、ライフプランの頓挫《とんざ》、経済的不安、家族との別離の予感などを痛感させられて暗澹《あんたん》たる気持ちになりました。

日ごろ生きる術として「魂の痛み」に対して鈍感でないと生きていけないところがありますが、誰でも近づく死を意識するとスピリチュアルペインが目の前に現れるのです。


私は、スピリチュアルペインを自分なりにどう克服していくかを考えました。

そこで自分と家族の心の安寧、生まれてきたことの意味や価値の確認、人生の幸福感を得るために、国内外のスピリチュアルケアの現場を参考にしながらスピリチュアルペインに立ち向かう旅に出てみようと思い立ちました。それは人生の意味や価値を問い、神をはじめとした絶対的な存在への内面的な疑問に答えを見つけ出す旅でもあります。

スピリチュアルペインが出口のない絶望を意味するのではなく、自分の心のあり方や周りの人たちのケアによって「救い」や「脱出口」が見つかるはずだと信じて、それを探す旅に出かけようと思ったのです。

どんな人生でも、きっと生きている意味や価値があるはずです。

第二章

スピリチュアルケアに向けての旅

スピリチュアルペインは宗教や思想を超えた感情

人は、誰でも次のような問いを抱いています。


「なぜ生きているのか?」

「何のために生きているのか?」

「なぜ病気に侵されたのか?」

「なぜ死ななければならないのか?」

「死とは何なのか?」

「死んだらどうなるのか?」

「死後の世界はあるのか?」


スピリチュアルケアは終末期患者の究極的な問いに向き合い、救いの回答を求めて絶え間なく働きかけていくことです。

終末期患者は、近づく死を意識して「自己の存在と意味の消滅から生じる魂の苦痛」を覚えます。それは末期がん患者にかぎったものではありませんが、強く、激しく、深いものです。

終末期患者のスピリチュアルペインには、次のようなものがあります。

●自分の人生をコントロールできなくなった喪失感
●体の衰弱によるADL（日常生活動作）の低下にともなった家族や周りへの依存の増大
●運命に対する不条理や不公平感
●自分の人生の満足感や安寧の喪失
●これまでの生き様に対する後悔や懺悔《ざんげ》
●死への不安や恐れ

終末期患者がスピリチュアルペインを感じるとき、自分の死に対する思いが大きく影響しています。

誰にとっても死とは自分の消滅であり、生の終わりを意味しています。

逆に、困難や苦痛に見舞われていても、生き永らえることができるなら将来という可能性があり、生きる力や意味、価値を回復することができます。それができない終末期患者のスピリチュアルペインは通常の苦痛とは違った苦しみで、生の無意味、無価値、孤独、虚無といった新たな苦痛を生み出します。


都内にある総合病院の緩和ケア病棟で働く看護師は、終末期患者のスピリチュアルペインが現れた声として次のような例を挙げました。


「こんな苦しみを、なぜ自分だけが負わなければならないのか？」

「なぜ自分だけが死ななければならないのか？」

「まだやりたいことがたくさんあったのに、こんな中途半端な死に方をするなんて悔しくて仕方がない」

「自分だけが取り残された感じで孤独だ。疎外感さえ感じる」

「家族が死を迎えようとしている自分から遠ざかっていく感じがする」

「自分の死を思うと、怖くて眠れない」

「何の希望もない。死んだら何も残らない」

「これまでの自分の生き様に罪責感さえ感じる」

「残された時間は限られているというのに、何をやっていいのかわからない」

「どうせ治らない病気で、間もなく死ぬのだから何をやっても無意味だ」

「自分で動くことができないし、食べることもできないので生きていることが味気ない」

「点滴を打たれて寝ているだけで、残りの人生もずっと家族や医療スタッフの世話にならなければいけないのか？」

「寝たきりの闘病生活で、何もできない自分は生きていてもしょうがない」

「人の役にも立てないし、みんなのお荷物になっているだけだ」

「緩和ケア病棟に入ることになったが何も変わらない。死ぬのを待っているだけだから、早く死なせてほしい」


終末期患者は、近づく死を意識したスピリチュアルペインの声をなんらかの形で発信しています。

緩和ケアの現場で身体的、精神的、社会的な苦痛だけではなく、「なぜ自分だけが死んでいかなければならないのか？」「自分の人生に意義や価値はあったのか？」といった声なのです。

健康なときには気にもかけなかったことでも、何かと敏感になっています。生きる意味や価値、目的について考えることが多くなり、なかには死後の世界に関心が高まっていく人もいます。

スピリチュアルケアは、死という人生最大の危機に直面して生きる意味を見失い、自分を支えるものが見つからない終末期患者に寄り添って、その人らしく生きられるようにケアすることです。

観念的で医療の現場では使わない宗教的、思想的な表現が多くてわかりにくいという声もありますが、「がんが治る見込みもなく、体も動かない。人の迷惑になっているので早く死なせてほしい」といった終末期患者のスピリチュアルペインは、宗教や思想を超えた感情なのです。

魂の痛みに社会は手を差し伸べられるのか

スピリチュアルケアは、キリスト教の長い歴史と伝統の下に聖職者による霊的な魂の救済として行われてきました。

一九六〇年代にホスピスが誕生する前まで、西欧では神父やシスター、日本では僧侶や尼僧などによって終末期を迎えた人の「魂の痛み」を含む全人的な苦痛のケアが、修道院や僧院で宗教色の濃いものとして行われていました。

地縁や血縁を基盤とした共同体のなかでは、宗教が今と比べて人々の生活に浸透していた時代だったので違和感がなかったのです。

しかし、西洋医療が治療や病院、医療者を中心としたものになり、本来なら患者中心であるべき医療から大きく外れてきたという危機感が高まりました。医療の現場で、患者のＱＯＬ（生活の質）を目指すホスピスの創設が求められるようになってきたのです。

一九六七年、シシリー・ソンダース医師によってロンドン郊外にセント・クリストファー・ホスピスが開設され、終末期患者の身体的、精神的、社会的な苦痛の緩和に加えてスピリチュアルペインの緩和の必要性が強調されました。

ソンダース医師は、終末期患者の苦痛を「トータルペイン」と呼んでいます。そしてトータルペインには終末期患者の身体的、精神的、社会的な苦痛、そして霊的（スピリチュアル）な苦痛が含まれていると分析しました。もちろん、霊的な痛みとはスピリチュアルペインのことです。

ホスピスとは、主に末期がん患者に対して苦痛の緩和治療や終末期医療（ターミナルケア）を行うための施設のこと。そこでは医療関係者がチームを組んで終末期患者が最期のときを迎えるまでを少しでも快適に過ごし、安らかで尊厳のある死を迎えられるために全人的な苦痛の緩和ケアが行われています。

中世ヨーロッパのキリスト教の修道院が聖地エルサレムへの旅の途中で倒れた巡礼者を看取ったことがホスピスのルーツとされ、そこにスピリチュアルケアの原点があるとされています。

今の時代、宗教から距離を置いた終末期患者は、死に直面したとき自分を支えるものがありません。

日本の医療は心が通わない高度医療のテクニック重視のところがあり、医師や看護師など医療関係者の多くは患者のスピリチュアルペインにあまり関心を示しません。日常の医療業務に忙しく、終末期患者の切実な「魂の痛み」にあまり耳を傾けようとする時間がないのです。社会全体も、死について言及したがりません。むしろ、それを日常から遠ざけてタブー視する傾向さえあります。

一方、終末期患者は近づく死を意識して孤独や疎外に苛まれています。家族との別離の予感に心が張り裂けそうになったり、死後の世界を思い浮かべて不安や恐れを抱いたりしているのです。

スピリチュアルケアは、そんな終末期患者のスピリチュアルペインの緩和に応えようとするものです。その役割とは、終末期患者を「どんな人生でも意味や価値がある」と思えるように導き、人のスピリチュアルな要素である魂の健全性を最期まで見守ってあげることです。

無宗教の日本人に対するスピリチュアルケアの現場

欧米の病院や医療施設では、終末期患者にスピリチュアルケアが提供されています。サービスとして、アメリカやイギリスには「パストラルケア（Pastoral Care）」（パストラルケアとは、患者やその家族の「魂の痛み」をケアすること）、ドイツには「魂の配慮（Seel Sotge）」と呼ばれる施設が用意されています。

イギリスでは、スピリチュアルケアは患者の権利です。ドイツでは、患者が病院でパストラルケアを受ける権利を憲法で保障しています。同時に、終末期患者は宗教の過度の干渉、強制から守られる仕組みになっています。アメリカでは、病院開設の認可でスピリチュアルケアの提供が必要条件とされているほどです。

スピリチュアルケアには、そのルーツがキリスト教ということもあって宗教的な要素が含まれています。

しかし、無宗教の国民が多い日本では、宗教のバックボーンがない終末期患者とその家族、医療スタッフなど関係者の間に死に対する共通認識がありません。

そこで、スピリチュアルケアに従事するケアワーカーは終末期患者それぞれが納得できる死や死後の世界のイメージを一緒につくり上げていくことが求められます。終末期患者は自分が自覚しているスピリチュアルペインをケアワーカーに話すことで自らの境遇を理解し、人生に折り合いをつけて受容することができるようになっていくでしょう。

スピリチュアルケアには、大きく分けて宗教的スピリチュアルケア、科学的スピリチュアルケア、複合的スピリチュアルケアがあります。

宗教的スピリチュアルケアとは、各宗教団体やその信者が独自の宗教的な思想、教義を伝えることによって患者を救おうとするケアの方法です。特定宗教の信者で、信仰心の厚い人に対して有効に作用するとされています。キリスト教でいうパストラルケアです。

科学的スピリチュアルケアとは、宗教色のない組織や個人が科学的な考え方や情報を伝えることで患者を救おうとする方法です。特定の宗教の信者ではなく、スピリチュアルな概念を否定的に見たり、疑問視したりする人に対して有効とされています。

世界的に見ても、宗教を持たない人が増えているので科学的スピリチュアルケアの重要性は高まっています。ただ、患者の価値観や許容力に応じて慎重にケアの方法を変える必要があります。

複合的スピリチュアルケアとは、特定の宗教団体や宗派とスピリチュアルケアの専門家が協力しながらその宗教や宗派の教義と、それに則した科学的情報とを組み合わせて伝えることにより患者を救おうとする方法です。

特定の宗教団体や宗派の信者であることを自覚しながらも、教えの信憑性《しんぴょうせい》に疑念を抱いている患者には効果が期待できるとされています。

日本のスピリチュアルケアの歩み

日本でスピリチュアルケアの重要性が認識されるようになったのは、一九八〇年代前半にホスピスが開設されたころからです。

浜松市の聖隷《せいれい》三方原《みかたはら》病院では一九八一年、精霊ホスピスが設けられています。大阪市の淀川キリスト教病院では一九八四年、クリスチャンで内科医、精神科医の柏木哲夫医師によってホスピスが開設されました。

その際、チャプレンと呼ばれる病院に所属する牧師が患者とその家族のスピリチュアルケアに当たるようになりました。

柏木医師は現在、淀川キリスト教病院理事長、ホスピス財団理事長、日本ホスピス・緩和ケア研究振興財団理事長などを務めています。

二〇〇七年九月、二〇一七年七月に亡くなった聖路加国際病院の日野原重明名誉院長が理事長、淀川キリスト教病院の柏木哲夫理事長が監事の「日本スピリチュアルケア学会」が設立されました。

同学会は、設立の目的をこう述べています。

「すべての人びとがスピリチュアルを有しているという認識に基づき、スピリチュアルケアの学術的・学際的研究およびその発表と実践とを通して、スピリチュアルケアを含む全人的なケアが社会のあらゆる場面で実践されるよう推進すること」

淀川キリスト教病院の柏木理事長は、ソンダース医師が提示したトータルペインを阪神大震災が起きた翌年の一九九六年に次のように紹介しました。

●身体的痛み（Physical Pain）
●不安や恐れなどの精神的痛み（Mental Pain）
●経済的問題などの社会的痛み（Social Pain）
●罪責感などの霊的痛み（Spiritual Pain）

ただし、柏木理事長は「霊的痛み」という言葉に対して違和感を抱いていました。そこで英語の「Spiritual Pain」を「魂の痛み」と訳したほうが適切ではないかと提案し、「魂の痛み」の内容を次のように分析しています。

●人生の意味への問い
●価値体系の変化
●苦しみの意味
●罪の意義

●死の恐怖
●神の存在への追求
●死生観に対する悩み

柏木理事長は「魂の痛み」を幅広く定義し、スピリチュアルペインには宗教的な要素や実存的な悩みも含んでいるとしました。

しかし、柏木理事長が提案した「魂の痛み」という訳語は日本のホスピスの世界では定着しませんでした。やがて「Spiritual Pain」が片仮名に直して使われ始め、柏木理事長もスピリチュアルペインという言葉を使うようになりました。

柏木理事長と同じ淀川キリスト教病院でチャプレンを勤めていたホスピス財団評議員で、聖学院大学大学院の窪寺俊之客員教授（スピリチュアルケア学）は二〇〇四年当時、スピリチュアルペインを次のように分析しています。

●生きる意味、目的、価値の喪失
●苦難の意味

●死後の世界
●反省、悔い、後悔、自責の念、罪責感
●超越者への怒り
●許し

二〇〇八年になると、窪寺客員教授はその定義を少し修正しています。

●人生の意味（生きる目的）
●苦難の意味
●反省、悔い、後悔、罪責感
●バチ、祟り、前世因縁、呪い
●死後のいのち、天国、極楽浄土

窪寺客員教授は、終末期患者の心理的苦痛が表面化するスピリチュアルペインについて「哲学的懐疑《かいぎ》」「宗教的な問い」「救済願望」といった三つの要因が複合して形成されるととらえています。

日本の大学でも、すでに関西学院大学（神学研究科）や桃山学院大学（社会福祉学科）、高野山大学（スピリチュアルケア学科）、長崎ウエスレヤン大学などでスピリチュアルケアに携わる人材の養成が始められています。

大学以外にも臨床スピリチュアルケア協会、臨床パストラルケア教育研究センター、NPO法人日本スピリチュアルケアワーカー協会などの団体がケアワーカー養成のプログラムを策定。なかでも臨床スピリチュアルケア協会は二〇〇五年以来、堺市立総合医療センターでの実習を取り入れたスピリチュアルケア専門職プログラムを実施しています。

日本の医療現場では、これまでスピリチュアルケアは主に患者を看取ることが専門のチャプレンやビハーラ僧など宗教者が担ってきたところがあります。

ビハーラ僧とは、浄土真宗本願寺派（西本願寺）の僧侶のこと。ビハーラとは、サンスクリット語で僧院、寺院、安住の場所を差し、今では終末期患者に対する仏教的ホスピスや苦痛緩和、癒しのケアを意味しています。

スピリチュアルケアは、今や死の臨床に携わる医療関係者全体の理解と習得が求められるようになりました。

終末期医療が入院から在宅へとシフトしていくなかで、今後は緩和病棟だけでなく在宅患者のスピリチュアルケアも必要となってくるでしょう。二〇一六年二月、スピリチュアルペインに関わる宗教者の会、臨床宗教師の会も発足しています。

スピリチュアルペインを構造的に分析した「村田理論」

スピリチュアルペインは身体的、精神的、社会的な苦痛と重なっていることが少なくありません。だから三つの苦痛をできるかぎり緩和したあと、それでも残っている根源的な魂の苦痛がスピリチュアルペインと呼べるものです。

それを緩和するためのスピリチュアルケアの考え方として「村田理論」「窪寺理論」「大下理論」「キッペス理論」などがあります。

それぞれ臨床実践があり、書籍などで体系化され、それをもとにした実践者育成プログラムがあり、それが定期的に開催されています。さらに、哲学やキリスト教、仏

教といった宗教の背景もあります

そこで、まず代表的な村田理論について紹介します。

京都ノートルダム女子大学の村田久行名誉教授は、スピリチュアルペインを「自己の存在と意味の消滅から生じる苦痛」と定義し、ハイデガーの「過去と将来に支えられて今が成立する」という考え方をもとにして人間存在の時間性、関係性、自律性という三つの次元から構造的に分析しました。

その分析によって、スピリチュアルペインが時間性からとらえて無意味、無目的である「将来性の喪失」、関係性からとらえて虚無、孤独である「他者の喪失」、自立と生産性のある自律性を基準として無価値、無意味である「自律性の喪失」から生じる苦痛であると解明しています。

そしてスピリチュアルケアの本質が死さえも超えた「将来性の回復」「他者の回復」「自律性の回復」にあることを提示したのです。

わかりやすく言うと、終末期で人が「時間存在」として「間もなく死ぬのだから、もはや何をしても手遅れだ」ととらえると、将来像を思い描けなくなって今を生きる気力まで失ってしまいます。

また「関係存在」として「誰もわかってくれなくて孤独だ。疎外感さえ覚える」と考えると、家族も含めた他者との人間関係を失って自己の存在の意味さえも喪失してしまいます。

さらに「人の世話になって迷惑をかけてばかりでは何の役にも立たず、生きている価値がない」と思うと、自分のことは自分で決めるという自律性を失うことになり依存的な自分を否定してしまいます。


つまり、終末期患者は「時間存在」「関係存在」「自律存在」として自分の死が差し迫ってくると、「将来性の喪失」「他者の喪失」「自律性の喪失」から生じるスピリチュアルペインを覚えるのです。

そうした終末期患者の危機的な状況を緩和するには、これまでの疼痛治療など狭義な緩和ケアだけでは対処できません。死や死後のことも含めて、終末期患者の存在意義を全人的にとらえ直すというスピリチュアルなレベルでのケアが求められるのです。

村田理論では、スピリチュアルケアの指針を「死をも超えた将来の回復」「死をも超えた他者との関係の回復」「知覚・思考・表現・行為の各次元での自律の回復、身体に依存しないスピリチュアルな自己の覚知」としています。

村田名誉教授は人が病気になって自分の弱さや無力を自覚し、そこから次のプロセスを経ることで、侵された病気に意味と目的を見いだし、自己のエンパワーメント（人に夢や希望を与え、勇気づけ、人が本来持っている生きる力を湧き出させること）を促進していくと指摘しています。

「内的自己の探求と超越」

⬅

「スピリチュアル覚醒による価値観の転換」

⬅

「自己、他者、超越者、自然との死をも超えたスピリチュアルな関係の再構築」

⬅

「新しい存在と意味を回復する自己の全体性と統合」

村田理論は、緩和ケアの分野で医療関係者や福祉関係者などに広く支持されている理論です。

スピリチュアルケアの方法として傾聴、タッチングなどのケアをベースにしてスピリチュアルペインの評価や傾聴による介入、超越者とのコミュニケーションなどスピリチュアル覚醒による価値観の転換、終末期患者に新しい存在と意味の回復をもたらす関わりなどの手法を提示しています。

傾聴という技術にしても、援助者は心を込めて終末期患者の声を聴くだけではなく、終末期患者が心の内から発しているスピリチュアルペインのサインをメッセージとして受け取ることが大切だとしています。

それに対して援助者は言語化したメッセージを相手に返し、そこで成立した信頼関係をベースにして相手の想いを明確化するといった基本的なスピリチュアルケアの手法を提案しています。

村田理論の登場によって、漠然としてつかみどころがなかった終末期患者のスピリチュアルペインを一つの明快な構造でとらえることができるようになりました。もちろん、村田理論が示してくれた構造が唯一の正しい構造というわけではありません。

村田理論の優れた点は、多様な価値観や世界観、死生観でも議論を交わし合える共通の土俵を提供しているところにあります。理論的な枠組みがバリアフリーなので、誰でも「異論」を差し挟むことができます。

そうした「異論」を巻き込みながら、さらに発展した理論に生まれ変わっていく可能性を秘めた柔軟な理論です。

スピリチュアルな覚醒に注目した「窪寺理論」

聖学院大学大学院の窪寺客員教授はスピリチュアリティを自覚する「スピリチュアル覚醒」に注目し、キリスト教のプロテスタント神学の視点からスピリチュアルケアを論じています。スピリチュアリティとは、精神性や霊性のこと。

窪寺客員教授は、終末期患者のスピリチュアリティについてこう述べています。

「スピリチュアリティとは、人生の危機に直面して生きる拠《よ》り所が揺れ動き、あるいは見失われてしまったとき、その危機状態で生きる力や希望を見つけ出そうとして自分の外の大きなものにあらたな拠り所を求める機能のことであり、また危機の中で失われた生きる意味や目的を自己の内面に新たに見つけ出そうとする機能のことである」

窪寺名誉教授は、スピリチュアリティの最大の特徴について共著『スピリチュアルケアへのガイド』(青海社)のなかでこう述べています。

「スピリチュアリティの最大の特徴は、自己の存在を自分を超えたものと、自分の内にある本当の自分に出会うことです。この超越的存在と内的自己との出会いの軸が、スピリチュアリティの特徴です。それが満たされると、そこから自分の存在の枠組みと自己同一性という特徴が生まれます。自分を超えたものと『自己』との関係が『枠組み』を生み出し、生きる目的や価値観を生み出します。同時に、『自分とは何か』という自己同一性を与えてくれます。

スピリチュアルケアは危機のなかにある人に『存在の枠組み』『自己同一性』を保たせるので安らぎ、自己受容、希望を得ることができるのです。スピリチュアリティは危機のなかでも人間らしく、自分らしく生きるための自己保存の機能として働きます」

終末期患者は近づく死に直面して自己の存在が大きく揺さぶられ、喪失感や疎外感、虚無感、空虚感といったスピリチュアルペインを覚えます。

そして、スピリチュアリティの機能によって自分にとってかけがえのないもの、差し迫る死を前にして生きるための力や希望を与えてくれるもの、それがあれば死んでもいいと思えるものといった「生死にとって絶対的価値を持つもの」を求め始めるのです。

終末期に、スピリチュアルペインを覚えることで「生死にとって絶対的価値を持つもの」を志向するようになることを「スピリチュアル覚醒」と呼びます。

窪寺客員教授は、なぜ命の危機を覚えた人に「スピリチュアル覚醒」が起こるかについて次のように述べています。

「死に直面すると、患者は平常時よりも敏感になり感覚的になる。そして不安や苛立ち、恐怖、孤独感などが増大する。健康なときには無視してきた超自然的な出来事にも敏感になる。また生きる意味や目的などへの関心が鋭敏になる。このような傾向が超自然的な事柄や超自然的存在へ関心を深めさせ、スピリチュアリティ覚醒の動因になる」

「スピリチュアル覚醒」と「スピリチュアリティ覚醒」の意味するところは同じで、スピリチュルを形容詞で表すか名詞で表現するかの違いにすぎません。この本では、前者の「スピリチュアル覚醒」を使うことにします。

窪寺客員教授は、スピリチュアリティなど非科学的なものは理解できないという批判に対して、そうした批判ができても人には自分の人生を生きるうえで支えになるものが必要であると唱えています。

そして、死という人生最大の危機が人のスピリチュアリティを覚醒させ、生きる力や希望を与えるとしています。

終末期患者は、死に直面したとき絶望の淵に立たされて「魂の痛み」を覚えます。窪寺客員教授は、そうした終末期患者が覚えるスピリチュアルペインについてこう述べています。

「人生を支えていた生きる意味や目的が、死や病の接近によって脅かされて経験する全存在的苦痛である。とくに死の接近によって『わたし』意識が最も意識され、感情的、哲学的、宗教的問題が顕著になる」

その内容として「『わたし』が生きる意味・目的・価値の喪失」「苦痛の意味を問う苦しみ」「死後への不安」「『わたし』の悔い、罪責感」を挙げ、そこから解き放つための援助がスピリチュアルケアで、「ケアとは『配慮する』ことである」と述べています。

そして終末期患者の死の不安や恐怖、空虚感、罪責感、死後の生命、生きる意味の喪失などの問題の根源が「和解の問題」として集約されると指摘しています。

窪寺客員教授が言う和解とは、終末期患者が本来の自分の姿に戻ろうと望んでいることです。

人は誕生したとき周りから祝福を浴び、愛され、期待され、人間関係が信頼によって結ばれています。しかし、ある時点から自己主張、わがまま、所有欲、権力欲などが顔を出し、周りとの信頼関係が崩れていきます。結果的に孤独や疎外感、不信などを覚えるようになっていきます。

終末期患者は、そうした心模様と和解して本来の自分の姿を取り戻すことで、心の安定を取り戻そうとするのです。

終末期患者が求める和解としては、窪寺客員教授によると次の五つの種類があるといいます。

●「自分との和解」
●「周りの人との和解」
●「超越者（神）との和解」
●「自然との和解」

●「時間との和解」

それは、終末期患者が五つの関係回復を求めているということです。

「自分との和解」は、差し迫った死を恐れている自分を受け入れ、終末期を迎えた自分を拒絶しようとする気持ちと折り合いをつけること。それまでの生き様を振り返って、自分を許すことです。

「周りの人との和解」は、とくに家族間での憎しみ、怒り、嫉妬《しっと》などから解放され、愛のある関係を取り戻そうとすることです。

「超越者との和解」は、自分の過去の言動が超越者から許されるという確信を得ようとすることです。

「自然との和解」は、自分が自然の一部であることに気づくことで安心や平安を得ようとすることです。

「時間との和解」は、残された時間が限られたものであることを受け入れることで自分を生かそうとすることです。

人は死ぬ前に和解したいものがある

たとえば「周りの人との和解」の例を挙げると、こんなケースがあります。

二〇一三年春、一部上場企業の部長だった加藤久さん（仮名、当時五四歳）は肝臓がんの外科手術を受けました。

二年前に再発し、主治医から「余命一年」と宣告されました。

末期の肝臓がん患者は肉体的にも精神的にもダメージが大きく、生きていることがつらいと感じる人も少なくありません。

加藤さんも例外ではなく、激しい体の痛みと治療の副作用によって全身の倦怠《けんたい》感に苦しみました。完治の見込みもなく「痛みさえなくなるなら」という思いで、最終的に終末期医療（ターミナルケア）を施されるホスピス治療を選んだのです。

加藤さんは、妻との間の二〇代前半の一人娘がいました。その娘が、なぜか父親の見舞いに来ていませんでした。

主治医は、加藤さんと娘との間になんらかの軋轢《あつれき》、わだかまりがあるのではないかと感じていました。加藤さんの余命が三か月と見られたころ、そのことを彼女に伝えました。それでも彼女は、なかなか父親の病室に姿を現しませんでした。

当時、加藤さんは主治医にこう告白しています。

「これまで仕事一筋で、サラリーマンとしては成功したかもしれません。ただ、人生の最期を迎えようとしているのに、関係がギクシャクしている娘には拒絶されたままです。私の人生って、いったい何だったのでしょう」

「手助けできることはないですか？」

「何とか娘に謝罪して死にたいのです」

そこで、主治医は彼女と電話で連絡を取りました。

「あなたの父親は、あなたに謝ってから死にたいと言っておられます。一度でいいからお見舞いに来て、父親の最後の願いをかなえてくれませんか？」

数日後、彼女が父親の病室を訪れました。加藤さんは、娘の目を見て謝罪をしました。

「お父さんを許してほしい」

「お父さん、もういいから」

彼女は、父親の最後の謝罪を受け入れました。それから三か月後、加藤さんは穏やかな表情で妻と娘に見守られながら旅立ちました。娘と和解できたことで、スピリチュアルペインが和らげられたのです。

窪寺客員教授は、スピリチュアルペインを自覚している人は、神や永遠、生きる意味や価値などに関心を持ち、自分を超えた存在に依存したいという普遍的な欲求があるとしています。

要するに、人の命を支えているものは合理性だけではなく、自分が信じるものに依《よ》るというとらえ方なのです。

言い換えると、死が近づいた人は「合理的ではないもの」「自己を超越したもの」「究極的な自己」「死後の生」「失敗や過ちの罪責感から解放される赦《ゆる》し」「生きる意味や価値」などによって残り少ない人生を支えられているのです。

窪寺客員教授は、スピリチュアルケアと精神的・心理的ケアの違いについてこう述べています。

「『スピリチュアルケア』と『精神的・心理的ケア』は、まったく別箇のものとして分けることは困難です。むしろ重なり合う部分を持っています」

そうした合理的ではないものへの対処が病気に侵されて自律性を失った自分を受け入れる「自己との和解」、否定的な関係から解放されて信頼や愛のある関係になる「他者との和解」、絶対者の包み込むような愛を自覚する「絶対者との和解」、自分が大自然の一部であると気づく「自然との和解」、残された人生の時間を受け入れるという「時間との和解」につながっていくのです。

その「他者との和解」が、家族によって拒否されたケースもあります。

二〇一五年秋、板金工だった岡本真一さん（仮名、六八歳）は、大腸がんの外科手術を受けました。しかし発見が遅れたため、がんは肺にも転移していました。四〇代前半の一人息子がいましたが、息子は一九歳のとき父親との諍《いさか》いが嫌で家を出ていました。

その後、二人は音信不通。ただ、妻と息子は連絡を取り合っていました。岡本さんは終末期を迎えたとき、妻にこう言い出したのです。

「息子に『俺が悪かった』と謝ってもらいたい。それで私は、思い残すこともなく死んでいける」

そこで妻が息子に電話で連絡しましたが、息子はこう答えたのです。

「あんな親父には会いたくない」

岡本さんは、残念ながら息子との和解を得られないまま息を引き取りました。歩んできた人生によっては、心穏やかに死ねるとは限らないのです。

窪寺客員教授は、スピリチュアルケアの具体的スキルとして次のような例を挙げています。

- 終末期患者のかたわらに座って傾聴すること
- 思い出としてライフレビューを語ってもらうこと
- 音楽を一緒に聴きながら感想を述べ合うこと
- 録音テープを使った読書をすること
- 自然や四季の移ろいについて語り合うこと

●小さな生物に注目しながら生きることについて語り合うこと
●宗教的な関心や背景について語り合うこと
●家族や親しい友人について語り合うこと
●生き方について相手に聞くこと

スピリチュアルケアの現場で、ケアワーカーは死に直面して心の平穏を乱し、生きる意味を見失ってスピリチュアルペインを抱く終末期患者に寄り添い、その人らしく生きられるように援助しているのです。

スピリチュアルケアは終末期患者以外にも応用できる

「キッペス理論」を提唱した、NPO法人臨床パストラル教育研究センターのウァルデマール・キッペス理事長は、ドイツ生まれです。

一九五六年に来日し、鹿児島県で牧師として活動を始めました。ラ・サール学園や鹿児島大学、上智大学、南山大学などで教鞭《きょうべん》を取り、東京「いのちの電話」のスーパーバイザー、姫路聖マリア病院で臨床パストラルケア教育の指導、全国各地で臨床パストラル専門職の養成講座を主催しています。

キッペス理事長はスピリチュアルを「身体感覚的な現象を超越する機能・能力」であるとし、スピリチュアルなニーズを満たすことが生きることの意味づけになると述べています。

そして、スピリチュアルペインについて、こう定義しています。

「スピリチュアルな痛みとは、人間（自分自身）を含む存在そのものの意味、目標、価値を見つけ出せず、本来の自分ではなく、置かれている好ましくない現実を超え、あるいは超えさせる希望を与える力や機能がなく、その状態から解放されない。さらに自由意思に基づく良心的な生活を送ることができず、心と魂、いわば全人が患っている状態を意味する」

スピリチュアルケアについては、カトリック神学に基づいてこう述べています。

「スピリチュアルケアとは現代人のスピリチュアルな生活のバイタリティー、その深さを育成する援助であり、他者や神や自分自身の内面的なニーズに応対する人間としての成長を示し、育成するものである」

そして、キッペス理論では、スピリチュアルケアを次のように定義しています。

「生きがいを持ちやすい人生観への転換を推奨し、人生のあらゆる事象に価値を見出すよう導くことにより、人間のスピリチュアルな要素（心、魂）の健全性を守ることである」

特徴的なのは、スピリチュアルケアが必ずしも終末期患者だけのものではなく、誰でも死後や生きることへの問いを抱えていてスピリチュアルケアを必要としていると指摘しているところです。

「大下理論」を提唱した、飛騨千光寺の大下大圓《だいえん》住職は、「いのち、生と死」の学習会

「ビハーラ飛騨」を主宰。「ひだ医療福祉ボランティアの会」を結成し、ベッドサイドのボランティア活動を続けています。

京都大学大学院、名古屋大学医学部で死生学、スピリチュアルケア、臨床宗教学などの教鞭を取るかたわら、講演活動や飛騨千光寺で瞑想療法、心の研修に関する宿泊研修を手がけています。

医療や福祉、教育における「スピリチュアルケア」「ケアする人のケア」「臨床瞑想法」の普及に尽力。臨床宗教師として病院や施設、保健、行政プログラムにも積極的に参画しました。

大下理論は、スピリチュアルケアを超越的存在である仏の介入を中心に考察。大下住職は自身のケア体験を踏まえて終末期患者が「広い意味での宗教的ケア」を必要としているケースが多いとし、宗教的ケアとスピリチュアルケアを同一的にとらえています。

仏教でも、キリスト教でも病人を看護することは宗教的な行為とされています。それがビハーラやホスピスといった宗教的施設で、聖職者によってスピリチュアルケアが実践されていることにつながっているのです。

大下理論ではスピリチュアルケアの役割について、以下のようなことが挙げられています。

●対象者が死ぬことの意味を見つけられるような宗教的枠組みによる援助をする。
●自己のスピリチュアリティに気づいて自己肯定に至るようにする。
●内面の自由を見つけて残された人生を量でなく質で見るようにする。
●人生の価値を見つけ出せるようにする。
●過去から解放されて死の準備ができるようにする。
●来世の存在を信じて魂の永生を信じられるようにする。
●自己の命を子どもに託すようにする。
●十分に生きたという自己受容ができるようにする。

大下住職はスピリチュアルケアを「ホスピス・緩和ケア」といった終末期医療に限定せずに、「日本的な心のケア」「心や魂のケア」として福祉や教育分野などへの応用も積極的に拡充していこうとしました。

そして、日本人の文化の根底にあるスピリチュアリティを踏まえて、日本独自のスピリチュアルケアを生み出す必要性を提唱しています。

医療や福祉の関係者から支持される村田理論

これまで緩和ケアの分野で、医療関係者や福祉関係者などに広く支持されてきたのが「村田理論」です。

村田理論によると、終末期患者は人生が無意味、無目的、無価値に思えた場合に「魂の痛み」を自覚しています。

具体的には、次のような状況に置かれたときスピリチュアルペインを覚えるのです。

- 人生の意味や価値、目的を喪失したとき
- 心身の衰弱による活動能力の低下や周りへの依存が増えたとき
- 自己や人生に対するコントロール感の喪失や不確実性が増したとき
- 家族や周囲への負担が増えたとき

●運命の不合理や不公平感を覚えたとき
●過去の生き様に対する後悔、羞恥《しゅうち》、罪悪感を覚えたとき
●孤独や希望のなさ、死の不安を覚えたとき

村田名誉教授は、終末期患者が「時間存在」として覚えるスピリチュアルペインの「無意味」「無目的」と思える臨床の現場での声を、日本ペインクリニック学会誌「終末期患者のスピリチュアルペインとそのケア」(二〇一〇年一一月)のなかで取り上げています。


「こんなことをやったってしょうがない」

「ホスピスは退屈だ。何もすることがない」

「何をしたらいいかわからない」

「もう何の意味もない」

「早く楽にしてほしい」

「早くお迎えが来ないか」

「何でこんなことになってしまったのか」

「私の人生は何だったのか」


そうした声に対して死をも超えた将来を見つけ出し、新たに今を生きている意味や価値を回復させていこうとケアするのが「時間存在」でのスピリチュアルケアです。その結果として、「生死にとって絶対的価値を持つもの」を志向するスピリチュアル覚醒の状態に至っていくのです。

村田名誉教授は、終末期患者が「関係存在」として自覚するスピリチュアルペインの「虚無」「孤独」と思える臨床現場で挙がった声を同誌のなかで列挙しています。


「死んだら何も残らない」

「孤独だ。自分ひとり取り残された感じだ」

「娘がついていてくれるが、独りぼっちのように感じる」

「一人、天井を見つめていると、生きている実感がない」

「誰もわかってくれない」

「これから私はどうなるの？　どこへ行くの？」
「私の罪は永遠に消えることはない」

そうした声に対して「死をも超えた他者との関係」を見つけ出し、その他者から自分の存在の意味を与えられるようにケアしていくのが「関係存在」でのスピリチュアルケアです。

村田名誉教授は、終末期患者が「自律存在」として覚えるスピリチュアルペインの「無価値」「無意味」と思える臨床の現場から次のように述べています。

「人の世話になって迷惑かけて生きても、何の値打ちもない」
「自分で自分のことができないのは、もう人間じゃない」
「何の役にも立たない。生きている価値がない」

まさに、死が差し迫った終末期患者の魂の叫びです。

それに対して、寝たきりになっても人に頼らないで自分が決定できることが残っていること、なんらかの役割を果たせることがあるということを理解させることで自己決定と自律を回復する可能性を発見できるようにケアするのが「自律存在」でのスピリチュアルケアです。

安定した人生を送る「時間存在」「関係存在」「自律存在」の三つのバランス

村田理論の三つの次元に共通するのは、スピリチュアルペインが人の「意識の志向性」と関係しているということです。

まとめると、スピリチュアルペインは「時間存在」「関係存在」「自律存在」である終末期患者が死の接近によって「将来性」「関係性」「自律性」を失うことから生じる「魂の痛み」なのです。

そうした痛みは治療では対処できず、死や死後のことも含めてスピリチュアルなレベルでのケアが求められます。

村田理論では、スピリチュアルケアの指針として「死をも超えた将来の回復」「死をも超えた他者との関係の回復」「知覚、思考、表現、行為の各次元での自律の回復、身体に依存しないスピリチュアルな自己の覚知」などと方向性を示しています。

その本質は、次のようなことです。

- スピリチュアルペインを自覚している人の心を穏やかにする。
- 生きている意味や価値を見つけ出すことができるようにする。
- ケアの方向性として心の穏やかさ、生きる意味や価値を脅かしているものの影響を弱め、逆にそれを支えるものの影響を強めていく。

具体的には終末期患者に対する傾聴、タッチング、共感、理解といった基盤となるケアをベースに、スピリチュアルケア独自の価値観の転換（スピリチュアル覚醒）、死をも超えた新しい他者（超越者）との関係の発見をもたらすような方法を取り入れることを提唱しています。

傾聴といっても、ケアラー（無償の介護者）は終末期患者のスピリチュアルペインについて心を込めて聴くだけではなく、言葉にならないスピリチュアルペインの「シグナル」をメッセージとして受け取ることが大事だと指摘しています。

そして、終末期患者が発する暗黙のシグナルに対して、明確な言葉にして返すことの大切さを唱えています。そうすることで、終末期患者とケアラーの信頼関係が増していくというのです。

もちろん、スピリチュアルケアの現場では両者の信頼関係がないとうまくいくわけがありません。

たとえば、終末期患者が看護師にこう訴えてきたとします。

「一人で何もできなくなってしまった。これでは、生きている意味がない」

そこで看護師は、患者の次の言葉をジッと待ちます。

「何もできなくなって、とてもつらいと感じていらっしゃるんですね」

すると患者は、続けてこうこぼします。

「とてもつらい。これまで家族のためにと思って頑張って働いてきたのに、今では家族に迷惑をかけてばかり。できるだけ自分のことは自分でやって家族には迷惑をかけたくない。こんな自分でも、孫は私の顔を見ると喜んでくれる」

それに対して、看護師は受け取ったメッセージを言語化して応じていくのです。

この患者は病状の進行によって身体的な「自律」を失い、認知的な「自律」まで失ってしまったと感じて苦悩しています。

さらに家族を支えるという役割を失い、自分の価値がなくなってしまったと感じています。これまで自律し、役立ってきた自分の姿と今の自分の姿を比べて葛藤しているのです。そして家族や他者への依存が増えていくことで、その苦悩や葛藤の度合いも強まっていきます。

終末期患者の苦悩や葛藤を緩和する基盤となるケアは、患者に寄り添って話を聞く傾聴です。患者と家族とのライフレビューを行うと、患者の人生の新たな意味づけが見つかるのです。

ライフレビューとしては、患者の人生において「重要と思われること」「印象深い思い出」「自分が果たした重要な役割」「誇りに思うこと」「ターニングポイントになったこと」などが考えられます。

終末期患者の生の存在と意味、価値を強めるためのケアとしては、家族や医療者など患者の気持ちをわかってくれる人の存在を認識させることです。

たとえば看護師が患者に、「あなたにとって一番大切なもの、支えになっているものは何ですか？」と問いかけ、患者が「家族や孫には自分のことをずっと覚えておいてほしい」と答えたとします。

そこで看護師は患者が伝えようとしていることを指示し、患者と家族の面会がスムーズにいくように対応するのです。

その面会が終わると、看護師は患者に「ご家族にとってとても大切な存在なんですね」と患者の存在そのものに意味があることを伝えます。それで患者は、自分が家族の記憶のなかに残って生き続けることができると思えるようになるのです。同時に、それは患者の「時間存在」としてのスピリチュアルペインのケアにもなっていくのです。

終末期患者の苦悩を少なくするためのケアとしては、患者の頑張ろうとする気持ちを支えてあげることです。

たとえば看護師は患者に、「工夫できることを一緒に考えさせてください」と言って、排泄など置かれた状況のなかでも患者が自分でできることを一緒に探してあげるようにします。

そして患者ができていることに対して、「頑張っていますね。何か協力できることがありますか？」と負担とならない声かけをして肯定的な形でフィードバックを続けていくのです。

村田理論では、人の存在を「時間存在」「関係存在」「自律存在」という三つの柱で支えられた平面と仮定します。

そして人は将来の夢や目標がある「時間存在」、自分を支えてくれる大切な関係がある「関係存在」、自分で決定できる自由がある「自律存在」という三つ柱のバランスがうまく取れているとき「安定した人生」が送れるのです。

多少の困難と遭遇しても、その三つの柱がきちんと役割を果たしていれば平面を水平に保つことができます。

しかし、不治の病に侵され、死が迫って余命がわずかになった場合、三つの柱のどれかが崩れて平面を水平に保てなくなります。それをサポートして三つのバランスを保とうとするのが、スピリチュアルケアが目指すところなのです。

第四章

スピリチュアルケアの現場から心の救いを見つける

終末期医療の現場から患者のスピリチュアルペインを探る

　スピリチュアルケアは自分の死という人生最大の危機に直面して心の平穏を乱し、生きる意味を失って自分を支えるものが見つからない状態にある人に寄り添い、その人らしく生きられるように援助することです。

　とくに心身ともに激しい苦痛を覚えている終末期患者は、次のようなスピリチュアルペインを覚えます。


「なぜこんな苦しみに耐えなければならないのか？」

「治らないのなら早く死んでしまいたい」

「何のために生きているのか？」

「自分の一生は何だったのか？」

「私が死ぬと残された家族はどうなるのか？」

「家族に迷惑をかけたくない」

「他人の世話になるのはつらい」
「死んだあとはどうなるのか？」

スピリチュアルペインは、肉体的苦痛と同じように終末期患者にとっては耐えがたい魂の苦痛です。そのため日常生活が乱れ、人間関係が混乱して病気の悪化につながることが少なくありません。

そんな危機的状況を迎えている患者が落ち着いて闘病生活が送れ、希望を持って生きていけるようにするための援助がスピリチュアルケアです。

終末期患者の家族や友人、医療スタッフも、患者のスピリチュアルペインに直面すると何かと気づまりになり、表面的な慰めを語りかけ、話題を変えたりすることがよく見られます。

だから患者の気持ちをくみ取り、死や死ぬことに向き合って患者が最期のときを迎える作業を支える必要性を感じます。

誰でも自分の死と向き合うとなると、生きる意味や人生の目的などそれまで深く考えたこともなかった疑問を覚えます。

自分の存在の意義や運命を左右する力、死ぬときと死んだあとについてもいろいろ疑問が生じるでしょう。また死に向き合うための内外のリソースを探し出すなかで、それまでとは違った究極的な自己に出会うこともあります。

そこで終末期医療の現場で、スピリチュアルケアが具体的にどのように実践されているのかを探っていきます。

大手商社マンが縛られていた「人の期待に応える」ということに気づいたとき

大手商社勤務の川口俊一さん（仮名、四六歳）は、肝臓がんを患って都内の総合病院に入院しました。

家族は、妻と娘二人の四人暮らし。妻は結婚するまで文房具メーカーの事務職として働いていましたが、今は専業主婦です。

彼は地方出身で、東京の有名私立大学を卒業しています。

会社では鉄鋼部門で営業の仕事に従事し、それなりに業績も上げていて充実感もありました。仕事柄、海外出張や得意先との接待も多く、暴飲暴食や夜更かし、時差ボケを繰り返すなど日ごろ健康管理が疎《おろそ》かになっていました。

それでも学生時代から空手で鍛えた体力には自信があって、仕事では精いっぱい頑張っていたのです。

ところが、一年ほど前から仕事をしていても急に体の疲れを覚えるようになり、仕事に対する気力も落ちてきました。そこで気になって近所のクリニックで診察を受け、総合病院での詳しい検査を受けることになりました。その結果、いきなり肝臓がんに侵されていてすでに症状が「ステージ4」と判明したのです。

「検査の結果、かなり病状が進行していて手術はできません。完治は難しいと思われますが、抗がん剤での治療を試みてみます」

妻も主治医から説明を受け、夫の疾患がもはや完治の見込みがないこと、その死が意外と近いことを察しました。

川口さんは入院後、体が以前と比べて痩せてきたことがわかって不安になっていました。さらに、がんにともなう肉体的苦痛も増してきました。

川口さんは長男で、妹が二人いました。子どものころから学校の成績も良く、地元では周りから都会に出て出世すると将来を大いに期待されていました。地元の県立高校を卒業後、家族や周りの期待を一身に受けて東京の有名私立大学に進みました。

しかし、人生の半ばで肝臓がんを患ってしまい、周りの期待に応えられなくなることが挫折感を生みました。

彼の人生において、家族や親戚《しんせき》、地元の友人たちの期待が人格形成でも大きく影響を受けていました。ただ、それが自分の誇りになっていたところもあります。周りの期待が彼の人生に生きる意味や価値を与え、人生のベースとなっていたのです。一方で、そこから離れて自由に考えることの障害になっていたところがありました。

そうしたものは情緒的で、日ごろ自分では気づきにくいものです。多くの場合、視野が狭くなってしまい身動きができない状況になってしまいます。

川口さんも同じでした。病気を治すことばかりに心を奪われ、現状を直視しようとしていませんでした。自分が侵された肝臓がんがどのようなもので、これからどうなっていくのかを考えるのが怖かったのです。

スピリチュアルペインは挫折や失望、絶望、心の弱さなどとともにある、生きる意味がわからないという苦痛です。自分の存在が人生最大の危機によって大きく揺さぶられ、その安定した基盤を失い、見失われてしまった状態ですから実存的な苦痛といえます。

その現れが不安や恐れ、苛立ちといった感情を生むのです。

スピリチュアルペインの原因は挫折や自己否定の体験、生きる意味や価値、目的の喪失、死後の世界で魂が生きる不安、さらに心の内奥には人生観や価値観、人生のベースを形成しているもの、自分の内的な問題などが潜んでいます。

挫折体験や絶望に直面することはつらい体験で、自分の生き方や内面を見直す作業はつらい経験となります。

妻や娘に支えられてきたと気づかされたスピリチュアルケア

川口さんは死が近づいていました。

それでも「何としても病気を治さなくてはならない」という思いだけが強く、自分の死によって両親や親戚、地元の友人などの期待を裏切ることになるのがどうしても許せませんでした。

そうした思いに縛られて苦しみ、夜もあまり眠れない日々が続いていました。自分の殻《から》に閉じこもり、自分のこと以外には関心が向かいませんでした。そして、「病気さえ完治すれば、すべての問題は解決する」と強迫観念のように固く信じ込んでいたのです。

時間が経つにつれて症状が悪化していましたが、家族が見舞いに来ても素直に感謝しているようにも見えません。病気の治療だけに心を奪われ、家族の心配や思いやりなどには関心を寄せられなかったのです。家族も彼の苦しみが何となくわかるので、どう手助けすればいいのかわかりませんでした。

主治医は、川口さんの余命を数か月と見ていました。しかも、意識がハッキリしていて家族と話せる期間はそれほど長くはないと判断し、彼の入院から半月ほど経ったころ、チャプレンにスピリチュアルケアの介入を依頼しました。そのことを川口さんに聞いたところ、「会ってみたい」ということでした。

彼は痩せていく自分の姿を見ていて不安が募り、チャプレンと会ってみることにしたのです。その病院では、チャプレンが緩和ケアチームの一員として組み込まれていました。

その後、チャプレンは彼の病室を何度か訪れ、まず会話のキャッチボールをしてラポール（相手との間に橋を架けるという信頼関係を築く心理学用語）を構築することに努めました。

数回目の面会のとき、彼はチャプレンに話し始めました。


「これまで自分の人生を精いっぱいに生きてきて、何とか家族の生活を支えてきたつもりです。日ごろ痩せていく自分を眺めていると、いろいろ先行きが不安になってしまいます。この先、自分の体はどうなっていくでしょうか？」

「川口さんはサラリーマンとして二〇年以上も働いてこられて、今振り返ってどんなお気持ちですか？」

「仕事では楽しいことも嫌なことも苦しいこともありましたが、自分でもよくやってきたと思います」

彼はしばらく黙り込み、人生を振り返っている様子でした。チャプレンは、しばらく間を置いてこう聞きました。

「今の自分を褒めてやりたいですか？」

「ずいぶん無理もしてきましたが、振り返って見るとよくやってきたと……」

そう言って黙り込んだ彼は、これまでの人生を振り返って今の自分を受容しようとしているように見えました。自分のプライドや固定観念を捨て去って、現状を打ち破ろうとしていたのです。

チャプレンは、彼が「自分でもよくやってきたと思う」と言ったのを聞いて、今の自分を受け入れられる第一歩になるのではないかと感じていました。彼は、チャプレンと面会する機会が増えていくにしたがって少しずつ心を開いていくようになっていったのです。

同時に自分の苦悩と正面から向き合うことができるようになり、自分の心の弱さにも目を向けるようになりました。自分の心を呪縛《じゅばく》していた「人の期待に応えようとする欲求」に気づいたとき、それから少し解放された気分になったのです。

病気になり自分が無価値になったと心が傷つき、そのために強がりを言っていた自分にも気づきました。そして、自分を理解してくれる妻や娘、地元の家族がいることに感謝を感じられるようになりました。

川口さんは心が少しずつ軽くなっていくのがわかり、肩ひじを張り、メンツを守ろうとしていた自分から解放されていきました。妻や娘に苦労させ、我慢を強いてきたのではないかと思って反省し、もっと妻や娘の声に耳を傾ければよかったと後悔しました。自分ひとりで家族の生活を守ってきたと思っていましたが、人生を振り返ってみると自分が妻や娘から支えられてきたことに気づいたのです。

彼は、やがて体力や気力が衰えて話をするのも困難になっていきました。チャプレンが病室を訪れると、目を少しだけ開いて喜んでいるように見えたといいます。

その後、そんな心穏やかな日々が数週間続いたあと、静かに息を引き取りました。

チャプレンなどケアワーカーは患者とその家族が一緒に病室にいるようなとき、何となく始まる家族のライフストーリーを聞く機会があります。

その際、患者に意識がないとき家族との会話が中心になりますが、あえて患者に声かけをするという配慮もしています。それが家族の一体感を生み、何かしら温かい雰囲気を生み出してくれるからです。

相手が発したキーワードから本当の感情を聞き取る

終末期患者やその家族が人間らしさ、自分らしさを取り戻すと、それが癒しになります。癒しとは心の傷が癒えること、健康になること、本来の人としての機能を回復することです。

癒しの方法には二つあります。まず人を超えた超越的なものとの関係のなかで本来の人としての機能を回復すること。次に自分のなかに本当の自分を見つけ出すことです。人を超えた超越的なものとしては広大な宇宙や大自然、それに神や仏、菩薩《ぼさつ》などが考えられます。それらとのつながりのなかで、人は本当の自分を発見することで癒されます。

そうして得られた自己受容は、他者への思いやりや寛容さを育んでくれます。安らぎに支えられた希望は、思い通りにいかない状況に置かれても絶望や憎悪など負の感情に転嫁することもなく、命の活動を支えてくれるのです。

ただ、人生の振り返りや自己の吟味などのプロセスに圧倒されてスピリチュアルペインを覚える人は大勢います。

スピリチュアルペインを覚える終末期患者からケアワーカーに、「なぜこんな病気になってしまったのか？」「あとどれくらい生きられるのか？」などと返答に困る質問が投げかけられることもあります。

その際、ケアワーカーは患者の質問に「答える」のではなく、「応える」という基本姿勢を大切にします。

なぜなら、そうした質問の背景には「まだ死にたくない」「もっと長生きしたい」「孫の成長を見届けたい」といった思いが込められているからです。

本当は父親が好きだったと気づき、家族を残して死んでいく自分を許す

トラック運転手の森隆太さん（仮名、三六歳）は、すい臓がんを患って緩和ケア病棟に入院しました。

まだ娘が幼かったので「なぜ自分が緩和ケア病棟なのか？」と、そのことが自分でなかなか受け入れられませんでした。

病室で医療スタッフに、よく「娘のためにも死ぬわけにはいかない。父親として頑張らなくてはいけない」とこぼしていました。

死を意識して不安や恐怖でイライラを隠せず、たまに医療スタッフに対して「早く食器を片づけてほしい」「検温など動作が遅い」「はやく掃除を終わらせてくれ」といった苛立ちをぶつけていました。

看護師や掃除のスタッフは早く作業をやっているのですが、何かと当たり散らしていたのです。ただ、自分から見て立場の強い主治医やナースマネージャーなどには八つ当たりしていませんでした。

通販のアマゾンでスマホの電池を注文したとき、病院の担当者の手違いでそれが病室に届かなかったことがありました。

そのとき彼は、ものすごい剣幕で担当者に怒っていました。

ある日、担当の看護師が彼の子ども時代に話題を振ってみると、彼が思春期に町工場の旋盤工だった父親を病気で亡くしていることがわかったのです。看護師は緩和ケアチームのカンファレンスで彼のことを取り上げ、ケアワーカーの介入を提案しました。後日、彼はケアワーカーと面会したとき大好きだった父親が亡くなったことで家計が苦しくなり、長男だった自分が家族の生活を支えなければならなくなったことを明かしてくれました。

森さんは大学進学もあきらめ、高校を卒業すると運送屋で働き始めました。「なぜ親父は死んでしまったのか？」と、運命に対する「恨み」のような気持ちを抑えて精いっぱいに生きてきたと告白したのです。

ケアワーカーは、森さんが語った言葉を反復するように語りかけました。

「森さんは、これまで運命に対する『恨み』みたいな気持ちを抑えて家族のためにと思って懸命に働いてきたのですね。お亡くなりになったお父さんは、そんな森さんの本当のお気持ちをわかっておられると思いますよ」

すると森さんは、「そうですか……」と言ったまま涙を流したのです。

その日を境に、彼の様子が変わっていきました。自ら命に限りがあることを認める発言が多くなり、妻や娘とも本音で話ができるようになったのです。

森さんは、家族を残して死んでいった父親に対する「恨み」が、運命という言葉を借りて未解決のまま心の片隅に残っていました。それが娘を残して死んでいく自分の姿と重なり、抑圧されていた罪悪感と悲しみ、不安などが投影されて、迫りくる自分の死が許せなくなっていたのです。

そのことをケアワーカーに告白することができて、父親を大好きだった気持ちが蘇《よみがえ》ってきました。同時に、自分の死が娘に恨みを残してしまうのではないかといった不安も解消することができました。

自分が頑張って家族を支えなければという重い気持ちを手放すことができたとき、妻子を愛する本当の自分と出会ったのです。そして入院から数か月後、妻子に見守られながら穏やかな表情で息を引き取りました。

スピリチュアルケアの基本は患者の本音を聴く「傾聴」

誰でも赤ん坊だったころ、腹が減ったり、喉《のど》が渇《かわ》いたり、オムツが濡《ぬ》れて気持ちが悪くなったりしたとき、大きな声で泣くと母親や家族の誰かが世話を焼いてくれて、不快感が快感に変わっていくことを経験しています。

赤ん坊は、周りのケアを受けながら優しく抱き上げられるなかで泣き顔から笑顔へと感情的な変化を繰り返し体験していくものです。そんな体験の蓄積こそが、大人になってから「神様はいる」「スピリチュアルなものはある」といった思いを生み出させる原体験となっていると言われています。

こうしたスピリチュアリティが満たされると、自分の存在の枠組みと、自分とは何かという自己同一性がうまく確保されるようになっていきます。スピリチュアルケアは、古い自分を手放して新しい枠組みを生み出そうとするときの不安や恐れに寄り添い、見守ってあげることです。

ケアワーカーに求められるのはケアの対象者に対して温かく、優しく、労《いた》わる気持ちがあることです。包容力のある姿勢は、母親が赤ん坊を抱っこする姿に似ています。それは、心理学の臨床では「ホールディング」と呼ばれています。

スピリチュアリティは、危機を迎えている人に存在の枠組みや自己同一性を保たせる働きをします。そして安心や安寧、自己受容、希望を抱かせます。人生の危機にさらされたなかでも人間らしく、自分らしく生きるための自己保存の機能を担保してくれるのです。

スピリチュアルケアの目的は、患者やその家族が危機に直面して見失った人間らしさ、自分らしさを取り戻すための援助をすることなのです。


終末期患者は、ケアワーカーが時間をかけてゆっくり傾聴するうちに自分が抱いていたスピリチュアルペインについて触れるようになっていきます。ケアワーカーは、それを見逃しません。

傾聴で大事なのは、患者に共感することです。それで、お互いラポールが築けます。最初に、双方のラポールを築いておかないと傾聴もうまくいかないからです。

患者から怒りをぶつけられても動じたり、逃げたりせず、あくまで患者の話を聞きたいという姿勢を取っています。すると人は、自分の話を聞いてくれる人を信頼するようになるのです。

そして、スピリチュアルペインの現れを感じ取るために、相手が発しているキーワードに気づきます。たとえば同じ会話で「恨み」という言葉が二度出たら、何かのサインかもしれないと思うのです。

繰り返される言葉やキーワードと思われる言葉について、「それはどういう意味ですか？」「なぜそういう話をしたのですか？」と聞き返すのですが、患者からポロッとこぼれ出るそうした言葉には、不安や恐怖、怒り、後悔、罪悪感といったスピリチュアルペインにつながるヒントが隠されています。

傾聴では、そうしたキーワードから相手の価値観を明確化していく「アンバランスな価値観の明確化」という手法もあるのです。


終末期患者に人生を振り返って語ってもらうライフレビューに耳を傾けることも、傾聴の大事な対象になります。

患者に「これまでの人生を振り返ってみて、いつごろが一番苦しい時期だったですか？」と質問を投げかけることで期待できる効果は、これまでにも苦しい時期はあったが自分なりに何とか乗り越えてきたという事実に改めて目を向けてもらうことにあります。ただ、一方でトラウマになっている過去の体験を思い出させてしまうという恐れもあります。

スピリチュアルケアの基本は傾聴です。

それはケアワーカーが心を澄まして終末期患者の心の声を聴き、患者が自分の存在と人生を肯定できるような枠組みを再構築できるように援助することなのです。

その際、大事なことが三つあります。

- 患者の関心に焦点を当てて聴くこと
- 患者のＱＯＬの向上、改善、維持を最終的な目標として聴くこと
- 患者の人間そのものに関心を寄せて聴くこと

ケアワーカーは傾聴という行為を通して患者の苦悩とその原因を理解したうえで、その苦悩に耳を傾けながら寄り添い、見守っています。傾聴とは、患者にとって自分の言葉に真剣に耳を傾けてくれる人がいることを知ることでもあり、自分の存在が重んじられているというメッセージを受け取ることでもあるのです。

死を迎える患者に「まだやれることがある」とサポートすることの意味

末期がん患者の永野奈生子さん（仮名、三九歳）は、大学を卒業したあと大手新聞社に入社しました。仕事一筋で、恋愛経験はありますが独身を通しています。

地方支局でバリバリ働いていた三〇代半ばで乳がんに侵され、入院はしないで抗がん剤治療を受けながら仕事を続けていました。ところが一年前、がんが顎《あご》の骨に転移し、最近では肉体的苦痛が激しくてＡＤＬ（日常生活動作）が低下し、今回の入院を機に仕事を休職することにしたのです。

新聞社で働き始めたころ両親とちょっとした諍いがあって、その後、両者の関係はずっと疎遠な状況が続いていました。たまに友人がお見舞いに来てくれますが、闘病生活での弱音を吐けるほどの関係ではありませんでした

肉体的苦痛は入院後、痛み止めの薬の服用などで軽減されましたが、トイレやシャワーなど看護師の介助を必要とする機会が多くなってきました。

入院直後、本人の希望で医師から病状の説明を受けました。その際、「今後、一人での生活は困難になっていくかもしれません」と告げられました。最近では病室のベッドに横たわり、暗い表情で黙って過ごす時間が多くなっていたのです。

ある日、緩和ケアチームの一員である看護師が永野さんに声をかけました。

「今日は、永野さんの今のお気持ちを少しおうかがいしたいと思っています。いくつかご質問してもよろしいですか？」

「いいですよ」

「今のお気持ちは穏やかですか？」

「いいえ。いろいろ考え込んでしまって、雑念が心の平穏を乱している感じです」

「そうですか。いろいろ考え込んで穏やかという感じではないのですね」

「このごろ身の回りのちょっとしたことが自分でやれないことが多くなって、看護師さんの世話になることも増えています。自分で思うように動けないのは、本当につらいです」

彼女は、そう言って黙り込んでしまいました。質問に対する答えが否定的で、彼女の心の内側に気がかりがあることが垣間見えました。

看護師は、しばらくして再び永野さんに声をかけました。

「次の質問を続けてもよろしいですか？」

「いいですよ」

「永野さんにとって大切なもの、闘病生活の支えになっているものは何ですか？」

「大切なのは、やはり仕事かな。独身で、ずっと独り暮らしでしたから支えになっているものはとくにありません」

彼女は、そう言って涙ぐみました。看護師は彼女がスピリチュアルペインを覚えていると判断し、質問を続けました。

「次の質問に移ってもよろしいですか？」

「ええ、どうぞ」

「永野さんが今、気になっていること、心配なことは何ですか？」

「気になっているのは、やはり入院前まで続けていた仕事のことです。仕事のことを考えるとつらくなるだけだから、なるだけ考えないようにしています。心配なことは、自分のことを自分でやれなくなってきていることです。これから自分の体がどうなっていくのか不安で怖いです。看護師さん、どうしたら自分で思うように動けるようになるのですか？」

独り暮らしの彼女にとって、自分で自分のことができないことは退院しても生活していけないということを意味しています。それは「自律存在」として「自律性の喪失」であり、「時間存在」として「将来性の喪失」をも暗示していました。

看護師は、さらに質問を続けました。

「永野さんは今、ご自分の置かれた状況をどのように感じておられますか？　どんなことが起こっていると思われるのか、お聞かせください」

「自分の体が今後、どうなっていくのかよくわかりません。これから私はどうなっていくのですか？」

看護師は彼女の仕事について一歩、踏み込んで聞きます。

「仕事ができないので、生きていても意味がないと思うことがありますか？　よろしければお聞かせください」

「新聞記者という仕事には、自分なりにやりがいを感じていました。入院前にやっていた仕事も、ちゃんと最後までやり遂げたかったのです。それが、残念ながら入院したことで中途半端になってしまいました。私にとって、仕事ができないなんて生きている意味がありません」

「今はお仕事ができなくて、とてもつらいと思います。今日は、いろいろ質問にお答えいただいてありがとうございました」

この場合、ケアワーカーにとって彼女が自分でやれることを可能な範囲でサポートすることがスピリチュアルケアの目標となります。彼女が仕事をできなくなったといってもすべてを失ったわけではなく、まだやれることがあると考えられるようにサポートしていったのです。

食事や排泄、清潔ケアなども、ＡＤＬが低下している彼女のペースに合わせて介助していくことが求められます。その日の過ごし方を彼女と一緒に考え、スケジュールを調整できるようにすることもＱＯＬ（生活の質）の向上につながります。

仕事以外での今の楽しみ、自分らしさを感じられることがないかと一緒に考えてあげることも「将来性の喪失」を緩和することになるでしょう。

彼女は数か月後、そうした緩和ケアを受けながらわだかまりがあった両親との諍いも和解することができて、眠るように息を引き取っていったのです。

医療は「技術」、スピリチュアルケアは「アート」

私は三度の入院で自分自身の覚えたスピリチュアルペインを乗り越えようと、チャプレンたちの話を聞くために聖路加国際病院を訪ねました。

その際にお会いした聖路加国際病院のケビン・シーバー主任チャプレンは、スピリチュアルケアの目的についてこう指摘します。

「スピリチュアルケアの目的は、終末期患者がスピリチュアルペインを覚えるときに抱く疑問に『答えを出す』ことではありません。終末期における本当の癒しと心身的『Well Being（健全性・幸福感・安全性・安心）』の回復は、患者が抱えている疑問を患者自身が表現化してその解決を追い求める作業だと思います。

　スピリチュアルケアについては村田理論、窪寺理論、ホッジス理論、大下理論などいろいろありますが、終末期医療の現場では理論通りにはいきません。医療は技術ですが、スピリチュアルケアは生きている人が対象なので、アートと言えます。亡くなった日野原重明名誉院長も、よく『看護はアートだ』と言っておられました」


　チャプレンは、終末期患者が最期を迎えるまでのプロセスを一緒に歩んでいきます。医療スタッフとともに患者とその家族に寄り添い、終末期の葛藤を支えながら励ましや慰めを提供します。

　そのためにさまざまなアプローチを試み、患者の全人的な苦痛を受容して、慰めをもたらす存在であることを目指すのです。

　投げかける言葉が患者の慰めにならないとき、代わりにタッチングを使うこともあります。重要なポイントは傾聴して患者の話を反復したり、要約したりすることによって患者が苦しんでいる原因を明確化して自覚できるように支えていくのです。

さらに、患者が苦しみに耐え忍ぶために持っているリソースを意識するようにしてもらいます。そして患者が大事にしている価値観や世界観、自分が生きる意味や価値についての信念を明らかにして再確認する作業を支えていきます。

シーバー主任チャプレンは、とくに日本の女性高齢者に見られる特徴をこう指摘しました。

「日本人の六〇代から八〇代の女性は専業主婦が多く、日ごろ子育てをはじめとして家族の面倒を見て、家計の管理をするのが自分の人生の役割だったという人が少なくありません。それが、その人のアイデンティティーになっていたところがあります。

しかし、病気を患うと大事な役割ができなくなってしまいます。逆に、家族の世話をするのではなくて家族の世話を受けないと闘病生活が送れないという立場になってしまいます。そのことで、強いスピリチュアルペインを覚えるケースが多く見られます。病気になって家族に迷惑をかけていると思い、それがアイデンティティーの喪失につながっているのです」

スピリチュアルペインは、その人の「生きる意味や目的」「アイデンティティー」「価値観」「人生観」「世界観」「人間関係」など、その人の存在全体に関わっている苦痛なのです。

「ありがとう」が魂の苦痛を和らげていく

専業主婦の大西百合子さん（仮名、六八歳）は、乳がんで入院しました。

闘病生活では夫と子どもにサポートされ、愛情豊かな家族という感じでした。しかし、やがて医療スタッフに「家族に迷惑をかけたくない」「家族に申し訳なくて早く死にたい」と訴えるようになりました。

うつ状態で、死を望むようなことも口にしています。

病院側は心療内科の介入とともに、チャプレンにも介入を依頼しました。担当になったチャプレンは、まず彼女の話を聞いて感情を受容することから始めました。

傾聴を繰り返していくうちに、彼女の人生での役割が同世代の女性と同じように家族の世話をして家計を維持することだったと理解しました。それが、彼女のアイデンティティーと自尊心に深くつながっていることがわかったのです。

しかし、彼女は病気の進行とともに、その役割が果たせなくなっていました。ADLもかなり低下し、主治医の判断で緩和ケア病棟に入院することになりました。家族の世話をするどころか、自分が闘病生活を送るにしても家族や医療スタッフの支えが必要になったのです。

緩和ケア病棟に入院後、よく看護師に「自力でトイレに行けなくなってつらい」と訴えていました。

チャプレンは彼女に共感の意を示しながら、ある程度のラポールができたと判断した時点で新しい視点からこう語りかけました。

「大西さんが闘病生活で家族に迷惑をかけているかどうかは、家族にしかわからないことだと思います。迷惑かどうかは大西さんが決めることではなく、家族が決めることではないでしょうか?」

後日、チャプレンは彼女が同じ話題に触れたのでこう言いました。

「今日から、まず『迷惑をかける』ことと『お世話になる』ことを区別してみませんか？　迷惑をかけたときは『ごめんなさい』と言いますが、お世話になったら『ありがとう』と言いますよね」

彼女は、その言葉に反応して「これからは『ありがとう』と言うように心がけたいと思います」と答えました。その後、心療内科での対応の効果も加味されて落ち着いた表情になったのです。

家族や医療スタッフからサポートを受けることへの抵抗感も、少し薄れたように見受けられました。そして病室に出入りするにも『ありがとう』と言うようになり、笑顔も見られるようになったのです。

家族は彼女の最期を看取ったとき、チャプレンに彼女の情緒的変化についてこう明かしています。

「最後のほうはだいぶ落ち着いて、とても穏やかな表情をしていました。みんなに『ありがとう』『ありがとう』と言っていました」

彼女は亡くなる前、家族や医療スタッフと新たに建設的な関わりができるようになっていたのです。

死にたいという思いから解き放たれるとき

独身の石川綾香さん（仮名、三八歳）は食えない貧乏画家で、両親と同居していました。そんな彼女に子宮頸がんが見つかりました。しかし、がんの発見が遅れ、がんが見つかったときはかなり進行していました。

治療中、かなり強い不安と恐れ、抑うつが認められました。腸閉鎖のため、看護師に「食事が取れないのがつらい」と訴えました。入院中、ADLの低下による低活動性せん妄も見られるようになりました。

彼女は緩和ケア病棟に来たとき、医療スタッフに「元気になりたい」「美味しいものが食べたい」という強い気持ちがありました。一方で気分の重さとの葛藤があり、しばしば医療スタッフに「死にたい」「痛みが取れないのなら殺してほしい」と訴えました。

そこで、チャプレンが担当に就くことになりました。

チャプレンは彼女と病室で会い、まず彼女の話を傾聴しました。そして彼女が葛藤している死ぬことについては否定しましたが、彼女の死にたい気持ちは受容しました。

死が近づいていた彼女は、チャプレンにこう問いました。


「どうしたらいいの？　チャプレンならどうするの？」


チャプレンが何か答えるたびに、彼女はその場では納得しているように見えました。しかし、なかなかスピリチュアルペインの緩和にはつながっていきませんでした。医療スタッフは彼女の肉体的苦痛の疼痛コントロールを続け、心療内科やＡＤＬ向上のためのリハビリ、マッサージ、音楽療法なども試みました。

彼女は、多面的なアプローチを受け始めてからスピリチュアルペインが徐々に軽減していきました。まだ肉体的な疼痛は残っていましたが、それも比較的安定していて死にたいと訴えなくなりました。

大好きな美味しい食べ物も少し食べられるようになり、小さな喜びを発見できるようになり、その後、車椅子に乗って病棟内の喫茶店やステンドグラスのある礼拝堂をめぐる院内散歩もすることができるようになりました。以前、会うと動揺していた両親とも一緒に充実した時間を過ごせるようになったのです。

入院してから三か月ほど経つと、家族や医療スタッフに「夢か現実かわからなくなるときがある」と語ったことがあります。表情は穏やかでしたが、いろいろなことへの関心は薄れていくようでした。

チャプレンは引き続き彼女に寄り添い、彼女の両親のグリーフケアにも努めています。そして彼女は入院してから四か月後、とても穏やかな表情で最期のときを迎えることができたのです。

スピリチュアルケアは死に向かう旅のサポート

スピリチュアルケアは、そもそも欧米から入ってきた概念です。そのため欧米の文化や宗教、歴史の影響が色濃く反映されています。

仏教学者の鈴木大拙《だいせつ》は著書『日本的霊性』（岩波文庫）のなかで、日本人の精神の根幹にあるものは「禅」と「浄土思想」の二つであると指摘しています。その宗教的理解が、今の日本人の魂にどれだけ影響を与えているかは疑問です。

ただ、四季に恵まれた日本では自然に対する人々の信仰があり、太陽や海、山など信仰の対象が多くの人に生きるパワーを与えています。

東日本大震災後の復興支援活動から気づかされたことは、被災地に伝わる神楽《かぐら》や祭りなどが復興の基軸としても、傷ついた心の癒しのツールとしても大いに機能するということでした。祭りや伝統芸能など地域組織には、先人たちの苦難や哀しみをともに乗り越えてきた知恵が詰め込まれていました。

誰もが人間らしく、自分らしく生きていきたいと思っています。その根拠として、人を超えた超越者や内なる究極的な自己を求めています。

すべての人がスピリチュアルなニーズを持ち、スピリチュアルな存在として生きていることは確かです。

スピリチュアルケアは、終末期患者が生きる意味や価値、希望を見つけ出すための援助をし、患者とその家族、医療スタッフなどの信頼関係のなかで包括的な「Well

Being」を目指すものです。

したがって、対応する分野は心理的、情緒的な問題から哲学的、宗教的な問題まで幅広い範囲にわたっています。

ＷＨＯの緩和ケアの定義（二〇〇二年）では、緩和ケアがこう定義されています。

「緩和ケアとは、生命を脅かす疾患による問題に直面している患者とその家族に対して、痛みやその他の身体的、精神的、社会的、スピリチュアルな問題を早期に発見し、的確なアセスメントと治療や処置などの対処を行うことによって苦しみを予防し、和らげることでＱＯＬを改善するアプローチである」

死に直面してスピリチュアルペインを覚えている終末期患者の心の声に耳を傾け、患者が孤独にならずに恐怖を克服しながら生きていけるように援助する必要があります。スピリチュアルケアは、そうした患者をスピリチュアルな側面から支えます。

終末期患者にとって肉体的苦痛の緩和が重要であると同時に、いかにスピリチュアルペインを緩和していくかも重要な課題です。

その点、スピリチュアルケアは終末期患者の肉体的、精神的、社会的な苦痛の緩和と並んで患者のＱＯＬを高めるためには欠かせないケアなのです。

とくに死が近づいた患者が人生の意味や価値、苦難の意味、死後の問題などを問い始めたとき、人を超えた超越者や自分のなかの究極的自己に出会うことで「解決策」を発見できるように援助していくことです。

それは日常生活では意識されなかった目に見えない世界や情緒的、宗教的領域のなかで、人を超えた新たな意味を見つけて新しい存在の枠組み、自己同一性に気づく患者自身の心の旅でもあるのです。

スピリチュアルケアは患者によってそれぞれ違う

スピリチュアルケアの方法は、いろいろあります。

終末期患者のスピリチュアルな状態は死という人生で最大の危機を迎えている時期や場所、環境などによっても異なります。また、患者の年齢や生い立ち、家族構成、社会的立場、思想、価値観、人生観、世界観、宗教などによっても違っています。

傾聴は、患者の人生の全般に関わるケアの方法です。だから急いで結論を出したり、早とちりをしたりしないように気をつけることが大事です。じっくりと患者の声に耳を傾けていると、患者の深淵なスピリチュアルの世界を知ることができます。

終末期患者が人生のターミナルで求めているものは、人として尊ばれ、自分らしく生き、自分なりに納得できる人生を送ることです。終末期を迎えた患者はＡＤＬが低下して周りに迷惑をかけていても、人の役に立たなくなっていても愛を求めています。

ここでいう愛とは、相手をかけがえのない尊いもの、この世に一人しかいない貴重なもの、どんな代価でも払いきれないものとして最善を尽くす心のあり様のことです。

終末期患者がケアワーカーとの愛、信頼関係のなかで大きな生命力や無限の意志、真実なもの、永遠なものを感じるとき、その人が本来持っている生命力や確信、希望などが「回復」してきます。

そして、癒しが起こってくるのです。ここでいう癒しとは、見失っていた自分を取り戻して自分らしくなること、人間らしくなることです。

具体的には病気で傷ついた自分や弱った自分、ＡＤＬが低下して周りの世話になっている自分、困惑している自分をありのままに受け入れることです。そしてスピリチュアルケアの役割は、患者が自分らしく、人間らしく生きる場所や空間、時間をつくり出してあげて癒しを実感できるようにすることなのです。

魂の痛みを浄化してくれるさまざまな方法

音楽がかつて感じた原風景を思い起こさせる

音楽には直接、心や感情、魂に響いて訴えかける力があります。

聴いている曲が流行っていたころの風景や情景、時刻や場所に瞬間移動させるパワーを持っています。楽しい気持ちを増幅させたり、うれしい気持ちを引き出したりする力もあります。やるせない気持ち、悲しい気持ちを引き出させて涙とともに心や魂を浄化してくれるカタルシス効果もあります。

最近、癒し系の音楽に関心を示す人が増えているといいます。小川がサラサラと流れる音、山奥でさえずる小鳥の声、海辺に打ち寄せては返っていく波などがＣＤとして売られています。そうした音は聴くだけで癒され、生の息吹きが回復するのを感じます。

癒し系以外にも幼いころに耳にした童謡や小学校唱歌、クラシック音楽、演歌などもスピリチュアルケアにとって手助けになります。童謡や唱歌には幼い日々を過ごした魂の故郷を呼び覚ます力があります。無邪気に遊んでいた時代に連れ戻されることで、見失っていた生きる力を取り戻すことができます。

音楽療法師は、いろいろな音楽を使って患者のライフレビューに応用しています。誰でも人生を振り返って誇りに思うこと、いい思い出、過去に戻ってやり直したいことがあると思います。

そして浮き沈みはあったけれども自分の人生で良かったと肯定できることが、スピリチュアルケアには有効なのです。

絵画はスピリチュアルケアの助けとなる

絵画は、スピリチュアルケアの補助手段として用いることができます。

終末期患者が死の不安や恐怖に襲われているときに、ホッとする絵画や味わい深い宗教画は貴重なスピリチュアルケアの助けとなります。

とくに大自然やのどかな田園を描いた風景画、家族の団欒《だんらん》を描いた絵画などは患者をそのなかに引き込むパワーを持っています。

絵本なども、患者によっては興味のあるスピリチュアルケアの補助材料です。読みやすく、わかりやすいので体力や気力が衰えた患者にも適しています。いろいろな闘病記も、患者とその家族にとっては共感を引き出してくれます。

食事は患者の楽しみの一つ

食事は、入院患者にとって唯一の楽しみでもあります。

しかし、終末期になると食事の楽しみを奪われてしまうシーンが多くなります。終末期患者は食べられなくなったとき、それでも家族から「食べなさい」と言われ続けると心理的な負担になります。

ムリをして食べたらあとになって吐き気や嘔吐《おうと》、腹痛、下痢などのつらい症状に悩まされることもあります。誤嚥《ごえん》(食べ物が気管に入ること)の心配もあり、誤嚥性肺炎のリスクも高まります。

自然は生命力と癒しを与えてくれる

人は病気になって死に直面すると、不安や恐怖に怯《おび》えます。

そんなとき自然に触れると、大きな癒しや慰みが得られます。ゆったりと流れる大河、遠くにそびえる山々、水平線まで広がる海などは患者の動揺する心に安心感を与えてくれます。

自然に触れる感動は、自分の命もまた自然の一部であることに気づかせてくれます。自分の命の尊さや不滅性に気づいて、感動と喜びを経験します。そうした気づきへの援助もスピリチュアルケアと言えます。

最後に、どの時代、国家、民族、文化でも宗教があります。宗教が生まれる根源には、人の変わらないスピリチュアルなものへの希求があるからです。偉大なものを畏敬し、死後のことを思うことは人に共通していることでしょう。

心理的・精神的痛みと宗教的痛みは似ていて、お互い重なり合っている部分も少なくありません。心理的・精神的痛みは人間関係を中心に起こる痛みです。宗教的痛みは、宗教的教えに沿った生活ができないことから感じる痛みです。

スピリチュアルペインは心理的、精神的痛みや宗教的痛みとも少し違っています。スピリチュアルな問題は人生や苦痛の意味、罪責感、死後の問題などです。しかし、カウンセリングを受けても精神科医の投薬を受けても解決できず、スピリチュアルペインとしてスピリチュアルな援助が求められます。

それは自分自身で解決への道を探し出すもので、人を超えた超越的なものや自分のなかの本当の自分と出会うことから得られる「脱出口」なのです。

在宅看護ケアでは家族の理解と協力が不可欠

終末期患者が人生の最期を迎える場所として、自宅を希望していることが多いというデータがあります。

入院中の病院では手厚い看護が望めないので、自宅で「自分のしたいように体を動かしたい」「遠慮なく頼める家族の側にいたい」といった思いの表れでしょう。

スピリチュアルケアの観点から見ても、患者にとって「在宅ケア」での安心、リラックスがとても大事であることがわかります。在宅ケアとは、自宅で家族に囲まれて安心して残りの人生を過ごしたいという終末期患者への医療のこと。

終末期患者のなかには、病院で受けている治療を自宅で続けることは難しいと誤解している人もいます。

しかし、緩和ケアの多くは在宅でも入院中と同じように継続できます。

その内容は緩和ケア病棟で行われているものとほとんど同じで、自宅に近い在宅緩和ケアが専門のクリニック、診療所の医師の定期的な訪問治療を受けられるのです。

その際、在宅ケアの知識がある訪問診療医や訪問看護師、薬剤師、ケアマネージャー、ホームヘルパーなどが協力してサポート態勢を整えてくれます。

だから在宅緩和ケアを選択しても病院とのつながりが断たれるわけでもなく、訪問診療医を通じて病院の担当医や緩和ケアチームから必要に応じて治療やアドバイスを受けられるのです。

今、在宅緩和ケアのニーズが高まっています。

その一方で、「家には帰りたくない」「家でケアをしたくない」といった患者やその家族の声も根強くあります。

なかには医療から見放されることが怖くて、病院で治療を受け続けることに強くこだわる患者もいます。だから、患者が「病院から見放された」といった印象を持たずに在宅緩和ケアを選択できることが大事です。

しかし、実際には終末期患者が医療に不信感を抱きながら在宅緩和ケアに入らなければならないケースが少なくありません。理由は、在宅緩和ケアを受ける患者に本当の病状がうまく伝わっていないことが多いからです。

医師は「きちんと告知した」と思っていても、患者のほうは自分の本当の病状を知らなかったりします。さらに家族が「本人がショックを受けるので本当のことを言わないでほしい」と頼んでくるケースも多いといいます。

そのため本当の病状を知らない患者のなかには、一向に体調が改善しないことで医師を信じられず、不安感から家族などに当たり散らして緩和ケアどころではないというケースも少なくないのです。

ですから在宅緩和ケアでは、家族も含めてケアに当たる人たちがきちんと患者と話し合って一緒に考えていく姿勢が必要です。そして、最も大事なことは患者の意志を尊重することです。

一方、在宅緩和ケアのデメリットもあります。

それは、終末期患者が一刻を争うような事態に陥っても緩和ケア病棟に比べて対応が遅れてしまうことです。

だから、在宅緩和ケアでは家族の役割が重要になります。家族が積極的に在宅ケアを支えないと、患者は自宅での安心、リラックスが得られなくなります。

終末期患者が必要に応じて十分な在宅緩和ケアを受けるためには、それに対する家族の理解が大切です。家族が緩和ケアについて「あれは末期がん患者のためのもの」といった誤解があると、患者はそれを十分に受けることができずに身体的、精神的、社会的な痛み、そしてスピリチュアルペインに苦しむことになるのです。

家族の誰かが「がん」に侵されると、ほかの家族は病名や再発、転移を知ったとき心に負担がかかります。その負担感が重いと感じたら、カウンセリングなど心のケアを受けたほうがいいでしょう。

カウンセリングでは、心の専門家に不安やつらさを打ち明けることで気が楽になり、心の整理ができて気持ちが和らぐこともあります。

心のケアは精神腫瘍科や心療内科、緩和ケアチームの医師、看護師、心理士、ソーシャルワーカーなどに相談することができます。

在宅緩和ケアは患者だけでなく、家族に対しても行われます。

たとえば、家族は患者を介護する期間が長引くと、「これが最善の方法なのか、そろそろ自分たちの体も限界だ」といった思いになって心が揺れ始めます。家計の維持や医療費の問題などで、社会的苦痛を覚えるようにもなってきます。

在宅緩和ケアでは、介護をする家族の負担を軽減できるような態勢を整えておくことも大切です。家族の気分転換や息抜きができる時間をつくれるように、友人や親戚などの協力が得られると不安や負担が軽くなります。

小林麻央さんも選んだ在宅緩和ケア

乳がんで闘病中だった小林麻央さんは二〇一七年六月、家族に見守られながら自宅で息を引き取りました。あえて自分のがんを公表し、闘病生活をブログでつづっていました。これまで終末期をリアルタイムで多くの人から注目されてきた人はいなかったでしょう。

彼女がブログで書いてきた闘病生活は、多くの人にとって病気になったときの生き方を改めて考えさせられるだけではなく、それぞれ人生を振り返る良い機会になったという意味では大きな影響を与えました。

彼女は同年五月二九日に闘病生活を送っていた病院を退院し、在宅緩和ケアや在宅ターミナルケアとも呼ばれている在宅医療に切り替えています。それはホスピス医療と同じもので、がんにともなう苦痛を緩和することによって最期のときを迎えるまで彼女らしく生きるQOLに配慮したものでした。

がんを治すという治療法がなくなったこともあり、治療を最優先するキュア（治療、治癒）からQOLを大事にするケア（看護、介護）へと方向転換されたのです。

在宅医療の利点は、自宅では「束縛のない闘病生活を送れる」「住み慣れた場所で居心地が良い」「最期まで役割がある」「家族が側にいるので孤独から解放される」「家族が病院との二重生活をしないですむ」などです。

麻央さんも在宅医療の選択で、その最期を迎えるまで家族との濃密な時間を過ごすことができたことでしょう。

日本では医療保険制度で承認される終末期医療の専門施設であるホスピス・緩和ケア病棟の認定が一九九〇年に始まり、その後、飛躍的に増加しています。

ホスピス緩和ケアを提供している医療機関を中心に組織されている「日本ホスピス緩和ケア協会」の調べによると、二〇一六年一一月の時点で緩和ケア病棟は三七八施設、七六九六床あります。

そうした施設で提供される緩和ケアの対象となるのは、こう定められています。

「主として末期の悪性腫瘍（がん）の患者または後天性免疫不全症候群（ＡＩＤＳ）に罹患している患者」

二〇〇六年に成立した「がん対策基本法」では、政府や地方公共団体に対して「がん患者の状況に応じた疼痛などの緩和を目的とする医療が早期から適切に」行われるための必要な施策を講じるべきと定められています。

今後、緩和ケアの対象は着実に広がっていくと考えられます。実際、入院や外来、在宅を問わずに緩和ケアを受けられるようになってきています。

厚生労働省は、がん患者が全国どこでも質の高い医療を受けることができるように四〇〇の「がん診療連携拠点病院」と三四の「地域がん診療病院」を指定（二〇一七年四月一日現在）しています。さらに、外来診療や在宅療養についても対応が進んでいます。がん診療連携拠点病院の指定を受けている医療機関は、緩和ケアに対応できる機能を持っています。

そして終末期を緩和ケア病棟ではなく、麻央さんのように自宅で人生の最期を迎える患者も次第に増えてきています。

厚生労働省の「人口動態統計」によると、日本人の全死亡者のなかでがんを患って自宅で最期を迎える人の割合「がん在宅死率」は二〇〇七年までは六％台でしたが、二〇一五年には一〇・四％となり急速に増加しているのです。

しかし緩和ケアのなかで、中心となるのが肉体的な疼痛のコントロールです。がんの身体的痛みに耐えていると夜眠れなくなり、食欲がなくなり、行動が制限され、気持ちが沈みがちになるなど日常生活に多大な影響をおよぼします。

がんの身体的痛みは、まだ軽いうちに治療を始めると鎮痛薬の適切な処方で短期間に緩和することができます。その点、痛みの強さによって段階的に鎮痛薬を使用する「WHO方式がん疼痛治療法」は、世界的にも安全で効果的なものとされています。それが今では世界各国で実施され、七〇～八〇％で鎮痛効果が得られていると報告されています。最近では疼痛治療に使うことのできる薬物の種類も増え、広く普及しています。

疼痛コントロールの最終目標は、患者が体を動かす生活をできる状態へ持っていくことです。症状によっては呼吸困難や咳《せき》、吐き気、嘔吐、下痢、便秘、脱水、食欲不振などの緩和も目標となります。

緩和ケアは終末期患者のQOLを改善するアプローチ

実は緩和ケアは、末期がん患者だけではなく、がんと診断されたときから必要とされています。日本ホスピス緩和ケア協会は、緩和ケアについてこう説明しています。

「緩和ケアとは、生命を脅かす疾患による問題に直面する患者とその家族に対して痛みやその他の身体的問題、心理社会的問題、スピリチュアルな問題を早期に発見し、的確なアセスメント対処（治療・処置）を行うことによって苦しみを予防し、和らげることでクオリティ・オブ・ライフを改善するアプローチである」

そして緩和ケアの対象として、次のようなことを挙げています。

- 痛みやその他の苦痛から解放する。
- 生命を尊重し、死を自然なことと認める。
- 死を早めたり、引き延ばしたりしない。
- 患者のためにケアの心理的、霊的側面を統合する。
- 死を迎えるまで患者が人生を積極的に生きていけるように支える。
- 家族が患者の病気や死別後の生活に適応できるように支える。
- 患者と家族のニーズ（死別後のカウンセリングを含む）を満たすためにチームアプローチを適用する。
- ＱＯＬを高めて、病気の過程に良い影響を与える。

●延命を目指すその他の治療（化学療法、放射線療法など）とも結びつく。
●それによる苦痛な合併症を理解し、管理する必要性がある。

終末期患者の身体的、精神的、社会的な苦痛、スピリチュアルペインを和らげる専門的な緩和ケアを受けるには、緩和ケアチームによる診療と緩和ケア病棟への入院という二つの方法があります。

がん治療と並行して受ける緩和ケアは、主に緩和ケアチームが担当します。

緩和ケアチームは担当医、身体的苦痛の緩和を担当する医師、精神的苦痛の緩和を担当する医師、療養生活全般をアドバイスする看護師、薬物療法をアドバイスする薬剤師、医療費の助成制度や経済的問題などの相談を担当するソーシャルワーカー、カウンセリングや心理検査などを担当する心理士、食事の内容や食材、調理法についてアドバイスする栄養士、自立や日常生活の維持のためのリハビリを担当する理学療法士などから構成されています。

すべての「がん診療連携拠点病院」に緩和ケアチームがあり、患者は入院や通院を通じて緩和ケアを受けることができます。

「がん診療連携拠点病院」以外でも、緩和ケアチームが活動している医療機関もあります。緩和ケアチームのケアを受けることで、担当医が変わることはありません。

がんの治療がひと段落しても身体的な痛みやだるさがあったり、病状が急に変化したり、経済的な不安が生じることもあります。緩和ケア外来を必要に応じて受診することで、そうした苦痛を緩和できるでしょう。

緩和ケア病棟では、がんの進行によって身体的、精神的な苦痛があり、がんを治すことを目標にした抗がん剤治療やホルモン療法、放射線治療、手術治療が困難になった終末期患者、そうした治療を希望しない患者を受け入れています。

緩和ケア病棟が一般病棟と違っているところは、「国立がん研究センター」によると次のようなものです。

●身体的、精神的な苦痛の緩和に力が注がれている。
●苦痛をともなう検査や処置を少なくしている。
●患者やその家族がくつろげるデイルームが用意されている。
●面会時間の制限が少ない。

●患者の家族が過ごしやすい設備が用意されている。

緩和ケア病棟は、ホスピスと似ています。

両者は終末期患者の症状のコントロールに力点が置かれているか、終末期のスピリチュアルケアに力点が置かれているかなどによって若干の違いがあります。ただ、国が定めた施設基準を満たした緩和ケア病棟であれば両者が提供する医療内容に大きな違いはありません。

スピリチュアルケアの終末期医療以外への応用の可能性

スピリチュアルケアは「魂のケア」とも言われています。

これまで死の臨床の場では主に宗教によって行われてきました。しかし、それは旅立って行く人たちのためだけでなく、私たちの日常でも求められているものかもしれません。

聖学院大学の窪寺客員教授は、スピリチュアルケアは「人が自分らしく、人間らしくなる」ための考え方が基本と指摘しています。

癒しや自己回復の効果は医療や看護、介護、教育などのヒューマンサービスの業界でも期待されており、今後は一般企業の人事や総務部門、心理学を応用したモノづくりの現場などでニーズが高まっていくと考えられます。

大下住職も、スピリチュアルケアを終末期医療だけではなく福祉や教育分野などへの応用を提唱しています。

スピリチュアルケアは終末期患者だけではなく、医療ケア全般、高齢者や障害者の介護、犯罪加害者や被害者のケア、うつ病など心の病に苦しんでいる人、自殺願望の人、遺族のケア、劣等感や嫉妬心に苦しんでいる人などにとっても必要なのです。

人は、生きていくには支えになるものが必要です。

本質的に「神」や「永遠」「生きる意味や価値」などに関心を持っています。自分を越えた存在に依存したい欲求や、神を求める魂などがあります。

人生を支えているのは、何も合理性だけではありません。

幼少期から高齢期まで地雷原のように「心の危機」が待ち受けている時代、その危機を回避し、負った傷を癒すという意味でのスピリチュアルケアが求められているのです。

その点、うつ病も生きていくとき地雷原となって「心の危機」をもたらします。

うつ病でアイデンティティーに苦しんだ俳優、萩原流行さん

二〇一五年四月二二日、俳優の萩原流行《ながれ》さんは愛車の大型バイク、ハーレーダビッドソンで東京都杉並区の青梅街道を走行中、警察の護送車に接触されて転倒し、後ろから来た乗用車に胸を引かれて亡くなっています。

彼はうつ病で、永らく苦しんでいました。

高校卒業後、劇団「ザ・スーパー・カンパニイ」や「つかこうへい事務所」に所属。舞台やテレビ、映画で活躍し、バラエティー番組にも出演しています。

一九九一年、フジテレビが多額の製作費をかけたオリジナルミュージカル公演に出演。主演で座長という立場だったこともあり、相当のプレッシャーがありました。

開演当日、体調は万全のはずでした。

ところが、歌の練習を始めて舞台上でオーケストラと音合わせをしているとき「何

か変だ」と違和感を覚えました。額に手を当てると、ひどい高熱。体温計で熱を測ってみると、目盛りが四〇度近くを指していました。

直ちに熱さましの薬を注射し、急いで熱を下げて舞台に臨むことになりました。幕が開くと歌っている声が伸びず、張りもありませんでした。焦りばかりが先に立ち、舌を噛《か》み切ってその場で死にたいくらいの思いだったといいます。

三時間にわたった舞台が終わりに近づいたとき、頭が真っ白になっていました。当時、楽屋を訪ねてきた妻にこう言われました。

「あなたは、行ってしまった」

それは、うつ病の世界へ足を踏み入れたといった意味合いでした。実は彼女はもともと感受性が強く、当時、うつ病も患っていました。

萩原さんは、公演が終わると一週間ほど休みを取りました。

ある日、夕方からテレビ番組出演の打ち合わせで出かける予定があり、それまでボーッとしながら自宅でテレビを見ていました。するとアナウンサーの声が急に早口で話しているように聞こえ、逆に頭のなかで自分の話す声がひどく遅く感じられました。

その日、妻は外出中。彼は不安になり、すぐに着替えをすませて近くの喫茶店でコーヒーを飲もうと出かける準備をしました。その間、一〇分ほどと思っていたのに、実際には一時間近く経っていました。その後、変な状態が休暇中もずっと続いていました。

休暇を終えてテレビドラマの撮影現場に復帰した当日、本番のカチンコが鳴った瞬間、頭のなかが真っ白になりました。台詞はきちんと頭に入っているのに、言葉になって口から出てこなくなったのです。

そんな繰り返しで、撮り直しを五〇回を超えたころ、萩原さんは監督にこう訴えました。

「すみません。撮影を中止にしてください」

そのまま、妻がかかりつけだった同じ病院に駆け込みました。病院では、医師に「自律神経失調症」と言われ、精神安定剤を処方されました。

診断書に書かれた病名は、「気分変調症・躁《そう》うつ病」となっていました。

人生で怖いのは自暴自棄になって自分を見失うこと

萩原さんは、睡眠薬や精神安定剤を服用しながら仕事に復帰しました。ただ、それまで体験したことがなかった薄氷を踏む思いで仕事をするしかありませんでした。台詞がたどたどしかったり、口から出てこなかったり、幻聴が聞こえたり、幻覚が見えたりしていたのです。

仕事を終えて帰宅しても気持ちが落ち込み、妻と会話をする元気もありません。かといって、眠ることもできなかったのです。

私は萩原さんを「うつ病」の件で取材したことがあります。

彼は当時、ウエスタンルックを愛用していました。取材を受けた喫茶店で、テンガロンハットをかぶったまま、こう語っています。

「自律神経失調症は、心のバランスが崩れてコントロールを失った状態です。そのバランスが戻ったような錯覚を起こすために、医師に処方された薬を服用しています。ただ、それを飲まないとバランスは崩れたままです。私のうつ病は、心が折れるとあっちの世界（死の世界）に逝ってしまうようなひどさです。どうやって死のうか、いつ死のうかと、よく思い悩んでいました。富士山の樹海で、自殺しようと思ったこともあります。

私は萩原流行という役者の部分を脱ぎ捨てると、素の自分である萩原光男（本名）に戻ります。仕事では、いつも萩原流行という〝縫いぐるみ〟を身にまとっているのです。うつ病になったあと、舞台などで別の人物を演じている『非現実』の時間が続くと精神状態が安定するのです」

彼がなぜ非現実が好きだったかというと、子どものころ父親が母親や兄に対して暴力を振るう姿を見て育っていたので「ありのままの現実」が嫌いになっていたのです。しかも、自分の浮気が原因で妻がリストカットして血まみれで倒れている光景を目にしたこともありました。そのころ妻と接するときには、まるで腫れものに触るような日々が続いていました。あえて現実を見たくないという心模様が「魂の痛み」となり、「別人格でいたい」という「癒し」を求めていたのです。

だから現実を離れて別の自分になれる俳優という「非現実」こそ、彼にとって心の安定を崩さずにバランスを取る手段となっていたのです。

それが崩れると「あっちの世界」に逝ってしまいそうなので、必死で足を踏ん張っていました。

萩原流行という〝縫いぐるみ〟をまとって別人格になることが、まさにスピリチュアルペインを緩和してくれるスピリチュアルケアになっていたのです。

心の病といっても、その症状は不安神経症や強迫神経症、統合失調症、躁うつ病などさまざまです。そうした症状が出てくると、まともに考えることができなくなってしまいます。

人生で怖いのは、自暴自棄になって自分を見失ってしまうこと。人は心が圧し潰《つぶ》されそうな問題を抱え込んだとき生きる意味や価値、目的がわからなくなり、リアルに生きているという充実感もなく「心の迷子」になりがちです。

これまで豊かな生活を追い求めて頑張ってきた人も、病気になると今までの努力が虚《むな》しく思えてきます。

ただ、大事なことは「心の迷子」にならないことです。

聖学院大学の窪寺客員教授よると、人は人生の危機に直面して生きる意味や価値、目的を見失ったとき「スピリチュアル覚醒」します。

そして生きる力や希望を見つけ出そうとして、自分の外の絶対者や自己の内面に新たな拠り所を求めようとします。

うつ病を患っていた萩原さんも「富士山の樹海で死のうと思った」という人生の危機に直面して、自分の内面で生きる意味や目的を見つけ出そうとしていたのでしょう。

彼の場合、妻や友人などのケアラーがかたわらに座って彼の話を傾聴し、過去の体験や思い出について語り合い、生きる意味や価値、目的について語り合うなどしてスピリチュアルペインの暗黙のシグナルを受け取ってくれていたならと思わずにいられません。

しかし、最大のケアラーであるはずの妻もうつ病を患っていました。

残念ながら二人がお互い十分なスピリチュアルケアのケアラーになれてはいなかったのです。


人は、呼吸をすることによって生きています。

洋の東西を問わず、呼吸は生命活動の根幹としてスピリチュアリティに深くつながっていると考えられてきました。呼吸を意識することは生命現象に意識を向けることで、生かされている命を実感することでもあります。

呼吸を実感するにはいろいろ方法がありますが、それは、身体感覚による命の実感に触れるための入口となります。さらに集中力が養われ、自然に心の静けさに触れることができるようになります。

ケアワーカーにとっては、その静寂こそがスピリチュアルケアを供与するときの安定したよりどころを提供してくるのです。

また呼吸と同時に実施するタッチングも、その接触感覚が人の存在の深いところにあるものを引き出してくれます。

二人一組でお互い心地よい距離を取って「よっ」とか「ホイ」とか声を出しながらボールを投げ合う呼吸のキャッチボールも、日ごろの自分のコミュニケーションにパターンがあることに気づかせてくれるのです。

第五章

心の安寧と幸福を求めて

病気になって初めて、誰もがスピリチュアルペインを感じる

生活習慣病とは、その名の通り生活習慣が原因となって発症する疾患のことです。喫煙や過度の飲酒、偏《かたよ》った食事や運動不足、過度のストレスなど好ましくない習慣や環境が積み重なると発症のリスクが高まります。

生活習慣病には糖尿病や高血圧、脂質異常症などがあり、それらは自覚症状がほとんどないために気づかないうちに症状が悪化して脳や心臓、血管などにダメージを与えていきます。

その結果、ある日突然、狭心症や心筋梗塞、脳卒中など命に関わる疾患を引き起こすことがあります。だから、生活習慣病は「サイレントキラー」と呼ばれているのです。

華道家の假屋崎《かりやざき》省吾さんは、四〇代も半ばに近づいたころ喉が異常に渇いて仕方がありませんでした。

「何だか嫌だなあ」と思いながら、日ごろ水をガブガブ飲んでいました。そのうち体

が重く感じられるようになり、階段を上るのが億劫《おっくう》になりました。当時、仕事が忙しくて定期的に健康診断を受けることもしていませんでした。

そのころ独り暮らしで、睡眠時間は一日三、四時間と慢性的な睡眠不足。かなりストレスが溜まり、その発散のためもあって暴飲暴食を繰り返していたのです。

ある日、腹部に赤い湿疹があるのに気づき、病院の皮膚科を訪れました。そこで血液検査を受け、後日、担当医からこう告げられました。

「糖尿病ですね。今日、これから入院しましょう。すぐに入院しないと両目を失明することになります。このまま放っておくと両足も切断することになりますよ」

血液検査の結果は、血糖値が二七三と異常に高かったのです。彼は担当医から「両目失明、両足切断」という病状を突きつけられ、目の前が真っ暗になりました。そして、糖尿病について私の取材を受けたときこう明かしていました。

「即入院となると、びっしりと詰まっていた仕事をこなすことができません。当時、自宅を新築したばかりで、その借金もありました。とにかく仕事をしないとローンの返済ができません。会社を経営していましたので、入院して働けなくなると自己破産になる恐れもありました。追い詰められて混乱する頭のなかで仕事をキャンセルするわけにはいかないと思い悩んで、担当医に『仕事を続けながら治療をすることができませんか』と懇願しました」

父親も糖尿病で、自分が大学生だったとき心筋梗塞で亡くしていました。遺伝的に糖尿病の家系だったことを忘れ、それが重い病気だという認識もなかったのです。

人は、将来の夢や目標があるから今を生きていけます。困難な状況に直面して逃げ出したいときでも、将来があると信じられるから強くなれます。

しかし、病気を患って死が近づくと、夢や目標の到達地である「将来」という時間を失うことになります。「時間存在」として「将来性の喪失」が予感されると、今を生きていく意味や価値、目的が見いだせなくなってスピリチュアルペインを覚えます。

彼は、自分に降りかかった「将来性の喪失」を避けるために「糖尿病の宣告は、自分の人生の一大転機に違いない」と自覚しました。担当医に相談すると、「将来性の回復」が期待できるいくつかの方策が見えてきました。

まず始めたのが代替医療の食事療法で、栄養士とも綿密に相談しながら摂取カロリーを一日当たり一六〇〇キロカロリーという上限を設けました。それを始めてから一か月ほど経ったころ、担当医から「胃が小さくなりましたね」と言われました。胃の大きさは、日ごろ食べる量によって変わってくるとされています。

彼も、食べる量が少なくなるとともに脂っこいものを胃が受けつけなくなりました。徹底した食事制限で体重も減り、血糖値も正常な値を維持できるようになったのです。

「糖尿病は自分をコントロールしてうまくつき合っていくことで、健康な人と同じような生活ができる病気です。つまり、自分で予防できるのです。まだ死にたくないのなら、強い意志を持って生活習慣を変えていくしかありません。根気がいりますが、患者は人生をあきらめることなく夢や希望を持って治療に臨んでほしいものです。『花一時、人ひと盛り』と言いますが、人の命も花と似て儚《はかな》いものです。病気を粗末にあつかうことは、自分の命も粗末にあつかっているということです」

人間ドックや健康診断で糖尿病の予備軍と警告されているのに、生活習慣を改めようとしないのは最悪の生き方です。病気を甘く見ていると、あとで取り返しのつかない状況を招いてしまいます。

明日は我が身ということもありますから、日ごろテレビなどで取り上げられている健康情報にも関心を持っていたほうが賢明でしょう。

スピリチュアルペインを乗り越えようとする意志

たとえば脳梗塞で倒れ、不自由になった体の麻痺を回復できると信じてつらいリハビリに取り組む人がいます。私もその端くれですが、リハビリを続けていくには試練に耐えてやり抜こうとする意志が求められます。

人生で苦難に遭遇したとき、こう思える人がいます。

「運命よ、そこを退け。私が通るから」

精神的に強い人は、どんな困難に見舞われても最終的に立ち直る力があります。ただ、そのプロセスでは当然、いろいろ悩んだり落ち込んだりします。それでも、いずれ困難を乗り越えられると信じて前向きに生きているのです。

最後に、短期間の間に四度も病魔に見舞われ、そのたびに苦難から立ち直ってきたNHK元アナウンサーの山川静夫さんのケースをスピリチュアルペインを乗り越えるという視点から見ていきましょう。

突然の脳梗塞に襲われた山川静夫アナウンサー

山川さんは現役時代、『昼のプレゼント』『ウルトラアイ』など数多くの教養・芸能番組を担当。一九七四年から九年連続で『紅白歌合戦』の白組の司会も務めました。

二〇〇〇年一月、彼は自宅で家族と寄せ鍋を食べたあと、いきなり脳梗塞に見舞われました。

長年勤めたNHKを一九九四年に退職後、日ごろ決まった出勤時間がなくなったこともあって日常生活が不規則になっていました。現役時代と比べて運動量も減り、定期検診では医師から糖尿病の疑いを指摘されていました。そのころ手足に少しむくみがあり、たまに不整脈も出ていました。

お酒が好きで、一九九九年の暮れから忘年会や同窓会、翌年の新年会など酒席が途切れることがありませんでした。そうした集まりがひと息ついた一月一五日の夜、一家団欒で寄せ鍋を食べ終え、テレビでも見て一服しようとしたときのことでした。

ゴロッと横になって肘枕《ひじまくら》をしようとすると、思うように腕に力が入りませんでした。体に何か異変が起こっているのではないかと考えているうちに話そうとしても呂律が回らなくなり、まともに言葉が出てこなくなりました。

彼の場合、運が良かったのはその場に妻が居合わせたことでした。妻は口をパクパクさせている夫の異変を目の当たりにして、直ちに一一九番通報しました。異変が現れていた彼は、すぐに近くの都立病院に救急車で搬送されました。呂律が回らなくなっていたといっても、まだ意識はありました。

救急車で搬送されているとき自分の頭がおかしくなっているのではないかと心配になって、歌舞伎の演目『三人吉三《きちさ》』の台詞を独りで口にしました。諳《そら》んじていた「月もおぼろに白魚のかがりもかすむ春の空」というくだりでした。

彼は、それを低い声でゆっくりと口にすることができたことで、「何とか助かるかもしれない」と思ったそうです。病院に到着すると担当した神経内科医の判断で、緊急を要する治療では当時まだ日本では認可されていなかった血管に詰まった血栓を溶かす薬「tーPA」を投与されました。

哲学者ハイデガーは、「過去と将来に支えられて今が成立する」と述べています。「時間存在」としてのスピリチュアルペインは、終末期患者が「将来性の喪失」の不安や恐れを抱くことから生じる苦痛です。

山川さんは、いきなり襲ってきた病魔に「まだ生きていたい」「やり残していることがある」と「将来性の喪失」を心配してスピリチュアルペインを抱いたのです。

翌日、彼は主治医から「脳梗塞の後遺症で失語症の症状が見受けられます」と告げられました。後遺症として手足の麻痺は出ていなかったのですが、言葉を「話す」「聞く」「読む」「書く」といった機能が低下する「失語症」に見舞われていたのです。

それは、しゃべりに瞬発力や滑らかさを求められるアナウンサーという仕事にとって致命傷でした。

「自律存在」とは、日ごろ自立ができて生産的でもある人の存在のこと。人は自分で身の回りのことを自分で決めることができて、何か人の役に立つことで今を楽しく生きていけます。ところが、彼は失語症という後遺症が残って「話す」「聞く」「読む」

「書く」といった機能を失いかけていたのです。そして「失語症はアナウンサーにとって致命傷だ。これでは仕事ができなくなる」というスピリチュアルペインを覚えたのです。

彼を襲った脳梗塞は心臓を流れている血液がドロドロの状態で固まって血栓ができ、それが脳まで運ばれて言語中枢近くの血管を詰まらせたことで発症していました。

幸い「t－PA」の投与で速やかに血栓を溶解させることができたので、脳のダメージが少なくてすみました。もし血栓が言語中枢を直撃していたら、もっと重い障害が残っていたかもしれません。

二〇一一年秋、彼は銀座の歌舞伎座近くにある喫茶店で私の取材を受け、当時のことをこう振り返っていました。

「長年、アナウンサーの仕事に携わってきた私にとって、失語症と告げられたことはショックでした。アナウンサーにとって致命的な後遺症で、病室で一人になったとき密《ひそ》かに涙したことを今でもハッキリと覚えています」

読み書きができなくなるという絶望感を乗り越える

失語症は、大きく分けて「人の話を理解できなくなるタイプ」と「自分が考えていることを話したり書いたりできなくなるタイプ」があります。山川さんの場合、後者のタイプでした。

たとえば相手に、「ここはどこですか?」と聞きたくても、質問する言葉が頭に浮かんでこないのです。彼は見舞われた失語症の程度をこう語っていました。

「入院中、医師に『ここはどこですか?』と聞かれても、『病院です』という答えが言葉として頭に浮かんできませんでした。自分が思っていることを相手に伝えようとしても、その言葉が見つけられなかったのです。

ある日、妻が私に『あなたの名前と今日の天気を書いてみて』と紙に書いて手渡しました。自分の名前はミミズが這ったような文字で何とか書くことができましたが、『今日は晴れ』と表現したくても、助詞の『は』という文字が頭のなかに浮かび上がってきません。その後遺症がどこまで回復するのかと考えると、とにかく不安でいっぱいでした」

山川さんは退職後も、深酒を繰り返していました。そんな乱れた生活習慣の蓄積として、最終的に脳梗塞に見舞われたのです。失語症を告げられて、「読み書きができない」という絶望感に襲われました。

入院してから一週間ほど経ったころ、言語聴覚士によるリハビリが始まりました。

彼は目の前に時計やハサミ、鉛筆、コップなどが並べられ、言語聴覚士に「ハサミを時計の右に移動させてください」と指示されても最初は戸惑うばかりでした。

右や左といった言葉での位置関係がパッと判断できず、今まで当たり前だと思っていた判断能力が失われていたことに強いショックを受けました。

先のことを考えると不安で、過去の自分と比べて「今の姿を人に見られたくない」と生きる意味や価値を見失いかけました。それでもリハビリを手始めにして、今まさに失われようとしている「自律性の回復」を目指すことにしたのです。

リハビリでは発音や発声、聞き取りの訓練も始めました。

その練習で口を動かしても舌がもつれてしまい、話そうとしていることが相手に理解してもらえませんでした。簡単な計算問題でも足し算はできても引き算がうまくできず、掛け算や割り算になると手に負えませんでした。
それでも食事や睡眠の時間以外、ほとんどの時間をリハビリに費やしました。自然に言葉が湧き出していたアナウンサー時代を取り戻したいという一心で、同じ病気に見舞われていた患者の十倍以上の努力を続けたのです。
彼は、取材でこう言っていました。

「リハビリでは『これくらいでいいだろう』と思いがちですが、やはり超えるべきハードルを高くすることが大事です。ハードルを低くすると、麻痺した機能を取り戻すレベルも低くなってしまいます。言語聴覚士の教えはリハビリの基本ですが、それ以上に患者自身がいかにリハビリに取り組んでいくかということが大事です」

そこで、妻に自宅から新人アナウンサー向けの教本『アナウンス読本』(NHK出版)を持ってきてもらいました。それは新人アナウンサーが活舌《かつぜつ》の訓練のために使用するもので、彼はそれを病室のベッドの上に常備して、一年目のアナウンサーになったつもりで発声練習を繰り返しました。

朝起きると活舌の訓練から始め、一音節ずつゆっくりと丁寧に発音する練習を欠かしませんでした。基礎的な練習を何度も繰り返し、失語症から回復して「自律性の回復」を成し遂げるには訓練を続けていくしかないと思っていました。

病室のテレビで野球中継が始まると音声を消し、画面に映ったシーンを表現する言葉を探して何度も野球中継の真似ごとをしていました。

失語症になったあと、語ろうとする内容にふさわしい言葉がすぐに出てきません。人の名前や地名、数字などをとっさに思い出すことができず、よく間違えていました。現役時代には頭で考えると同時に、即座に言葉になっていた瞬発力も失われていました。主語と述語の連動がうまくいかず、両者が入れ違ったりするのです。

集中力も鈍って新聞や雑誌を読もうと手にしても、ボンヤリと文字を眺めているだけといったあり様でした。文字を追っても単語の一つひとつが断片的に頭のなかに入ってくるだけで、まとまった文章として理解できません。いくら読んでも文章の意味がつかめず、疲れ果てていました。

それでも、新聞をあえて声に出して読み、忍耐強くリハビリに取り組んだのです。

脳梗塞に続いて心不全にも襲われた闘病生活

山川さんは毎日、病床で日記をつけていました。

どうにもならない憂《うれ》い、日々の気持ちの変化、その日の食事内容、飲んだものの種類、毎日取り組んでいたリハビリのメニューなどを書きつづったのです。その日の出来事を書くときに一つひとつ思い出しながら言葉にまとめ、それを文章にしていきました。

最初のうちは、わずか三行の文章を書くのに一時間近くもかかっていました。それでも彼は、日記をつけることが話すことと同じようにリハビリ効果があると信じて取り組みました。

そして、「思ったこと」「感じたこと」「考えたこと」を相手に伝えることの素晴らしさを改めて痛感したのです。

引っ込み思案になると失語症がますます悪化すると思い、妻を相手に懸命に会話の場を設けるように努めました。妻はそうした会話でも自分のほうから「言いたいことはこういうことでしょう」といった助け舟は出さず、夫のほうから言葉が出てくるのをじっと待ってくれていました。

たまに妻とケンカになることもありましたが、彼は「ケンカができることはリハビリの効果が出てきている証」と前向きに考えていました。

「関係存在」とは、他者との関係があるからこそ存在できる人の存在のことです。人の存在とその意味は、他者によって与えられます。

彼の場合、妻が最も身近な「関係存在」の対象となっています。彼は無事生き残ったことで、妻と死別する「他者の喪失」を味わわなくてすみました。

他者とのつながりが続いていることで生きる意味と価値を再確認し、孤独感や虚無感を味わうこともなかったのです。ただ、奥さんには迷惑ばかりかけているという負い目がありました。

二〇一一年二月下旬、山川さんは退院しましたが、失語症が治ったわけではなく、退院後もリハビリを続ける必要がありました。ただ、そのときすぐに同じ病院に舞い戻ることになるとは思ってもいませんでした。

退院後、気分転換に散歩に出かけるとわずか数十歩歩いただけで息が苦しくなり、その状態が二、三日ほど続きました。実は、入院中から心房細動という不整脈の兆候があったのです。

夜寝ようとしても息苦しく、睡眠薬を処方されても効果が見られませんでした。それを主治医に訴えておくべきでしたが、早く退院することばかり考えていました。

心配になって同じ病院の循環器科で診てもらうと、担当医に「心不全です。すぐに入院してください」と告げられました。レントゲン撮影で心臓の周りに水が溜まっていることがわかって病院に舞い戻ることになったのです。

心不全というと新聞の訃報欄でもよく見かける死因で、そのときは「もう終わりだな」と思ったそうです。

「時間存在」とは、過去のミスや失敗を背負いながら夢や目標を達成する希望を抱いて今を生きている人の存在のこと。人は、夢や目標がある将来を思い描けるから今を生きていけます。困難に直面して逃げ出したいときでも、将来があると信じられるから強くなれます。

山川さんは心不全に見舞われ、再び「将来性の喪失」というスピリチュアルペインを自覚することになったのです。

心不全の治療では、主治医に「不整脈を早く正常に戻さないと死んでしまいます」

と告げられました。幸い電気ショックによる治療の効果もあり、三月になると退院することができました。

失語症には相変わらず悩まされていました。その症状がひどかった時期、思い通りにならない言葉の問題がもどかしくてイライラし、人と会うのが億劫で「引きこもり状態」になっていきました。

そうした生活を送っているかぎり、失語症が回復に向かうはずもありません。彼は見舞われた病気をいつまでも悔やんでいても仕方がないと思い、少しずつ人と会うようになっていきました。

NHK時代になじみだった銀座のバーを訪れ、バーテンダーを相手に「あ〜」「う〜」などと語りかけて会話を楽しもうと前向きな生活を始めました。「関係存在」として、「他者の回復」を目指していったのです。

病の四重苦でスピリチュアルペインが襲う

山川さんが心不全の治療を終えて退院して一か月ほど経ったころ、京都の友人たちが「鴨川おどり」を見たあと彼の全快祝いの席を設けてくれました。

ところが、山川さんは帰京してから数日後、今度は腹部に激しい痛みを覚えました。それを我慢できなくなり、再び同じ病院を訪れました。診察に当たった医師に「痛みは腸閉塞が原因です。大腸に腫瘍も見られます。手術が必要です」と告げられ、さすがに「いよいよ自分も終わりだな」と覚悟しました。

半年の間に脳梗塞、心不全、腸閉塞、大腸の腫瘍と想定もしなかった「四重苦」に見舞われてしまったのです。

腸閉塞の手術では横行結腸と下行結腸の曲がり角辺りを三〇センチほど切り取り、幸い手術は無事成功しました。大腸の腫瘍も幸い良性でした。

彼は半年の間に四つの疾患に立て続けに見舞われ、自分の存在と意味の消滅から生じる「将来性の喪失」「他者の喪失」「自律性の喪失」というスピリチュアルペインを一度に自覚させられました。

それをスピリチュアルケアするには、「時間存在」「関係存在」「自律存在」として「将来性の回復」「他者の回復」「自律性の回復」を求めるしかありません。なぜなら、「時間存在」「関係存在」「自律存在」という三つの柱で支えられている安定した人生のバランスが大きく崩れてしまうからです。

そうなると「もうじき自分は死ぬのだから何をしてもしょうがない」と生きる意味や価値が失われてしまい、まさに「絶望にまみれた屍」が生きているような人生になってしまいます。

それでは死をも超えた将来を見つけ出し、新たに今を生きている意味や価値を回復させることなど期待できるはずもありません。そして、襲われているスピリチュアルペインから脱出して「幸福への覚醒」に至ることなどあり得ないのです。

人は死に直面すると平常時より感覚が敏感になります。そして不安や恐怖、苛立ち、孤独感などが増していきます。

さらに心身ともに健康なときには無視してきた超自然的なことにも敏感になり、生きる意味や価値、目的などへの関心も鋭敏になっていきます。

そうした傾向が、まさに超自然的なことや存在への関心を深めさせるのです。

自分の死を意識した人は、スピリチュアルペインを覚えることで「生死にとって絶対的価値を持つもの」を考え始めます。それはスピリチュアリティの機能によって生じるもので、「スピリチュアル覚醒」と呼ばれるのです。

「生死にとって絶対的価値を持つもの」とは自分にとってかけがえのないもの、生きるための力や希望を与えてくれるもの、それがあれば死んでもいいと思えるものなど。

スピリチュアルペインは狭義の治療では対処できず、死や死後のことも含めてスピリチュアルなレベルでのスピリチュアルケアが求められるのです。

スピリチュアルペインを乗り越えて「幸福への覚醒」を目指す

山川さんは、患った疾患から簡単に回復していったわけではなく、とくに失語症には気持ちをひどく萎《な》えさせられました。なかなか気力が湧いてこなくて、気持ちがへたり込んでしまうときもありました。

入院中、差し入れてもらった本を読もうとしても活字をぼんやりと眺めているだけで、ほとんど読めないときもありました。リハビリで言語聴覚士が出す問題に取り組むも気力が湧いてこないことも多く、言葉に接すること自体に疲れてリハビリそのものが嫌になることもありました。

それでも今にも折れそうな気持ちを奮い立たせ、見舞われた「四重苦」を一つひとつ克服していきました。

彼は取材中に、こう振り返っていました。

「亡くなった父親は、神主でした。生前、常に私の健康を祈っていたと聞いています。私は何度も病気に見舞われ、それでも生かされています」

負けとは、それを自分で認めること。負けない人は自分が信じた道を突き進み、勝ち負けにはそれほどこだわっていません。そして、決して負けを認めないのです。

彼は自分のリハビリ体験を踏まえて、こう述べています。

「リハビリに臨むとき自分で達成したい目標を掲げ、何とか気力を奮い立たせてその目標に向かって進んでいくことが大切です。私の場合、失語症から回復できたとき寿司屋で『トロください』『ウニください』と自分の言葉で頼みたくてリハビリに励み、自分に欲を与えることでリハビリを続ける励みにしていました。もともと寿司が大好きで、なじみの寿司屋さんにはできるだけ顔を出すようにしていました。

リハビリは綱引きのようなもので、少し気を緩めると後遺症の悪化という暗い穴倉に引き込まれてしまいます。油断をしないで、地道な努力を続けていくしかありません。私の場合、テレビや舞台の仕事をするために人前で話せるようになることは高いハードルでしたが、『もう一度、失語症を克服してテレビに出るぞ』と気力を奮い立たせていました」

山川さんは長年の友人だった文楽の人形遣い、吉田簑助さんとの文通を励みにしてリハビリで少しずつ後遺症を乗り越えていきました。

吉田さんは、山川さんより一年前に脳梗塞に見舞われていました。後遺症として、右半身の麻痺と失語症が出ています。それでも「足遣いでもいいから、舞台に復帰したい」という強い思いでリハビリに取り組んでいました。

不自由になった手足の感覚が戻るようにと願をかけ、日ごろ握り続けていたボールには「手」と書かれていました。脳梗塞で倒れてから八か月後、吉田さんは見事に舞台復帰を果たしたのです。

その数か月後、今度は山川さんが脳梗塞に見舞われました。

山川さんは吉田さんが脳梗塞を克服して舞台復帰を果たしたという貴重な前例があったので、自分もあきらめることなく「言葉を取り戻したい」「テレビや舞台に復帰したい」と願っていました。

腸閉塞と腫瘍の手術を終えた六月下旬、吉田さんから「以前、NHK・BSで撮った『義経千本桜』のような番組を、またご一緒させていただきたい」と書かれた手紙が届きました。

『義経千本桜』は、吉田さんにとっても山川さんにとっても思い出深い番組でした。二人の手紙のやり取りは、お互い格好のリハビリのツールになっていったのです。

「関係存在」とは、他者との関係があるからこそ存在できる人のこと。自分の存在とその意味は他者によって与えられます。相手が自分を認識してくれることで、自分の存在を確かめることができます。

他者や世界との関係が断絶されると、自分の存在と生きる意味を失ってしまいます。「他者の喪失」の予感は、自分らしさを発揮できなくなるという孤独感や虚無感を募らせます。幸い、山川さんは吉田さんという「他者の回復」が文通によって維持されていました。

山川さんは失語症から完全に回復したわけではありません。しかしその後もリハビリを続け、脳梗塞を発症してから五年後、待望の司会の仕事にも復帰することができたのです。

アナウンサーという仕事柄、言葉にはこだわっていました。エッセイ集『名手名言』（中央法規出版）を上梓《じょうし》していますが、その取材で出会った江戸凧《だこ》づくりの職人の何げないひと言が今でも忘れられないと言います。

ある日、山川さんが江戸凧づくりの職人に凧揚げの醍醐味《だいごみ》を聞いたとき、その職人から「引っ張ったり、引っ張られたり」という短い言葉が返ってきました。そして続けて、こう言いました。

「いつも同じように風が吹いて、苦もなく凧が揚がるのでは面白くない。凧を揚げていると凧も、人の一生も時流や世の中の風向き、風力に左右されているってことがわかる」

たったひと言でも人生の味わい、歩みが醸し出されることを教えられたと振り返りました。

そんな体験を経ながら、今では脳梗塞や心不全、腸閉塞、大腸の腫瘍という「四重苦」に見舞われても、それぞれ覚えたスピリチュアルペインからも脱出できました。

そして、自分なりの「幸福への覚醒」への道を発見していく旅を始めたのです。

魂の痛みから「幸福への覚醒」へ

今の時代、多くの人が生きていくうえで自分の心を支えるものを見失っています。

それが端的に現れるのが、自分が経験したことがない自らの死という人生最大の危機に直面したときです。

生きる意味や価値、目標を見つけることは、自分の死への不安とセットになっていることが少なくありません。

死について「死んだらどうなるのか?」「死後の世界はあるのか?」といった問いの

背景には、「何のために生まれてきたのか？」「人生の意味や価値を知りたい」といった根源的な気持ちが潜んでいます。

たまには死後の世界が存在すると仮定して、自分が「どこで生まれ変わって、どんなことをしたいのか？」と問うてみるのもいいでしょう。それは、これまでの人生を振り返って自分を見つめ直す作業でもあるからです。

死後の世界でやってみたいことは、ほとんど本当の自分が今の人生でやりたかったことを反映していると言います。

その点、前述したGT―Rの元開発責任者、水野さんのように今の人生で本当にやりたかったことを十分にやりとげてきた人は、死という人生最大の危機に直面しても人生の意味や死後の世界など心配の種にはならないのかもしれません。

人生での苦しみは、何も病気に限ったことではありません。スピリチュアルペインは人生での挫折や失望、絶望、自分の弱さなどとともにある魂の苦痛です。

その原因は挫折や自己否定の体験、人生の目的の喪失などさまざまです。それを覚えている人は価値観や人生観、世界観なども崩壊の危機にありますから並大抵の心情ではありません。

人は、挫折や絶望に直面するとつらいものです。だから生き方を見直すことも、思ったほど楽な作業ではありません。

誰でも赤ん坊のとき、両親への絶対的な依存のなかで自分の人生のスタートを切っています。それは、その後の人生に無意識のうちに大きく反映されています。

スピリチュアルペインとして現れているもののなかには、個人の育ってきた環境に深く根差しているものがあるのです。

それは個人差が大きく、人生の危機の規模、それがおよぼす影響力、重大性などが個人によって違っているということです。たとえ小さな危機であっても、その人にとっては重大な場合があってスピリチュアルペインの自覚につながります。

たとえば子どものころ、周りに「助けて」と言いたかったのに、それが言えずに子どもながらに大人のように頑張らなければならなかった体験をしてきた人などは、スピリチュアルペインからの脱出口を見つけ出すためには「偽りの自分」を認め、それを手放していく必要があります。

そして、周りにいる家族も含めた他者から与えられる愛や誠実、ラポールなどを受容しながら本当の自分と出会うことが欠かせないのです。

今の医療は治療や病院、医師中心といったところがあり、本来なら患者中心であるべきはずの医療から大きく外れてしまっています。

科学技術を基盤とした現代医療のなかには、病気や死を医療の敗北だとする意見も少なくありません。患者の人間性やＱＯＬは残念ながら軽視され、患者は単なる疾患としてあつかわれています。

そうした人間味のない医療に対して患者のＱＯＬ、全人的な医療を実践するために設けられたのがホスピスや緩和ケア病棟です。

人は、人生の危機に直面したとき自分を支えるものが必要です。終末期患者は壊れた機械ではなく、呼吸をしている生身の人間なのです。そして医療現場で今、患者が自覚しているスピリチュアルペインを緩和する手助けをするスピリチュアルケアが求められているのです。

スピリチュアルな領域は、人の日常生活のなかに常に存在しています。

スピリチュアルケアはなんらかの人生の危機に直面して心の平静を乱して生きる意

味を見失い、自分を支えるものが見つけられない人に寄り添って人間らしく、自分らしく生きられるように援助することなのです。

スピリチュアルペインとは「本当の自分」に出会うこと

スピリチュアリティは死という人生最大の危機を迎えたとき、「自分を超えた超越的な存在」と「本当の自分」に出会うことを手助けしてくれます。

終末期患者は、その力を生かして人生の最期を迎えるとき人生の意味を見つけて自分を許し、他人を許して、周りに安らかな気持ちで「ありがとう」「さよなら」と言って死を迎えます。

しかしこれは、終末期患者だけに言えることではないのかもしれません。

本来は、元気に生きているうちから「本当の自分」に出会うことを、人は求めているのかもしれません。ただ、人は人生の終焉《しゅうえん》を迎えるまで、それに気づいていないのではないでしょうか。

私は硬膜下血腫、その疑い、脳梗塞と三度にわたる手術や治療を受けたときスピリチュアルペインを覚えました。それはこれまで経験したことがないような不安や恐怖でした。今は後遺症の影響で、肉体を使うような仕事には就けなくなりました。収入の道が閉ざされる不安は、その後もずっと続いています。

なぜなら、脳梗塞の再発の恐れがあるからです。その不安を解消するには、脳の疾患に対するリスクを減らしていくしかありません。

主治医には、「あなたの脳梗塞の原因は高血圧と血管の劣化です」と言われました。だから、高血圧や血管の劣化を抑えるため食生活や生活習慣の改善にも努めています。

後遺症から回復中といっても右手や右脚の回復率は八割ほどで、体の左右のバランス感覚が完全に元には戻っていません。会話にも少し難があり、散歩中に断続的な息切れにも悩まされています。

そんな私ですが、血圧が高かったり、体の調子が悪かったりすると「脳梗塞が再発するのではないか?」という不安がよぎります。定期的なＭＲＩ検査、血液検査、心電図検査などを受けていますが、この不安は生きているかぎりゼロになることはないと覚悟しています。

しかし今では、スピリチュアルペインからも何とか脱出しつつあります。そのプロセスで自分の生き様を見つめ直してありのままの自分に気づいたり、本当の自分を取り戻したりすることができたのではないかと思っています。

そして「スピリチュアル覚醒」したことで、自分が望んでいる「幸福への覚醒」の旅も始まったという気がしています。

それは「本当の自分」に出会う旅の始まりでもあるのです。

あとがき　旅の終わりに

がんや心筋梗塞、脳卒中などの病気で倒れ、残りの人生を闘病生活で過ごさなければならない人も少なくありません。がんに侵され、終末期を迎えた患者は体の苦痛だけではなく、スピリチュアルペインという魂の痛みが出現します。

このスピリチュアルペインを抱き続ける状態が長く続くと、心身ともに大きな負担になってきます。それが、さらに病状を悪化させることになります。

がん医療はこれまで体への治療が優先され、心のケアはあまり重視されてきませんでした。しかし、がん患者の声を反映して今では早期がんから進行がんの患者、がんが再発、転移した患者など置かれた状況にかかわらず心のケアの必要性が強調されるようになってきています。言い換えれば、「こころの終末期医療」が求められているということです。

誰もが人生を後悔して暗い気持ちで死んでいくのはつらいはずです。できることなら人生に満足しながら終わりを迎えたい。スピリチュアルケアは終末期患者のスピリチュアルペインに寄り添い、見守っていくケアなのです。

誰でも、この世に生まれたとき母親や看護師がかたわらで見守ってくれていました。生を終えるときも、家族や医療スタッフなどの励ましや魂を支えてくれる愛を必要としているのです。


さて、私は自分なりの安寧の境地に至りたくてスピリチュアルペインに立ち向かう旅に出かけようと思い立ち、この本を書き始めました。

そして今、それを書き終えることができました。

この本で、死を意識している末期がん患者、将来の生活に不安を覚えている中高年の男女、うつ病患者など程度の差こそあれスピリチュアルペインを自覚している人たちに魂の安寧と人生の幸福感、生きている意味や価値を獲得できるヒントとなるものを少しでも提示できたのではないかとも思っています。

今まさに「魂の痛み」を自覚している人たちが、この本を読み終えたことでスピリチュアルペインから抜け出すことができて、それが「幸福への覚醒」へとつながることを心から願っています。

参考文献・資料

「終末期患者から学んだスピリチュアルペインとケア〜患者との会話場面を通して」
新潟県立がんセンター新潟病院
「終末期がん患者のスピリチュアルペインとそのケア」
村田久行（日本ペインクリニック学会誌、日本ペインクリニック学会）
『死を看取る』アルフォンス・デーケン（メヂカルフレンド社）
『癒されて旅立ちたい〜ホスピスチャプレン物語』沼野尚美（佼成出版社）
『満足して死に逝く為に〜ホスピスチャプレンが見た「老い」の叫び』沼野尚美（佼成出版社）
『看護に活かすスピリチュアルケアの手引き』田村恵子、河正子、森田達也（青海社）
『誰も教えてくれなかったスピリチュアルケア』岡本拓也（医学書院）
『スピリチュアルケア入門』窪寺俊之（三輪書店）
『スピリチュアルケア学序説』窪寺俊之（三輪書店）
『スピリチュアルケアへのガイド』窪寺俊之、井上ウィマラ（青海社）
『安らかな死を支える〜ホスピスの現場から』柏木哲夫（いのちのことば社）
『死にゆく患者と家族への援助〜ホスピスケアの実際』柏木哲夫（医学書院）

『定本　ホスピス・緩和ケア』柏木哲夫（青海社）
『死を背負って生きる～いのちと看取りの現場から』柏木哲夫（日本基督教団出版局）
『安らかな死を支える』柏木哲夫（いのちのことば社）
『心の力を活かす スピリチュアルケア』ヴァルデマール・キッペス（弓箭書院）
『スピリチュアルな痛み～薬物や手術でとれない苦痛・叫びへのケア』
　ヴァルデマール・キッペス（弓箭書院）
『実践的スピリチュアルケアと仏教』大下大圓（医学書院）
『仏教入門とスピリチュアリティ』大下大圓（講談社）
『癒し癒されるスピリチュアルケア～医療・福祉・教育に活かす仏教の心』大下大圓（医学書院）
『ケアの思想と対人援助～終末期医療と福祉の現場から』村田久行（川島書店）
『保険の科学　第58巻第8号～人生の最期を迎える人の傍らに』ケビン・シーバー（杏林書院）
『日本的霊性』鈴木大拙（岩波文庫）
『死ぬ瞬間～死とその過程について』エリザベス・キューブラー・ロス（中央公論新社）
『非常識な本質』水野和敏（フォレスト出版）
『早期発見～「シグナル」を見逃すな！』入江吉正（大空出版）
『お医者さんが教える気になる病気のサイン』入江吉正（大空出版）

〈著者プロフィール〉

入江吉正（いりえ・よしまさ）

1952年佐賀県生まれ。早稲田大学政治経済学部中退。貿易商社勤務ののち、雑誌編集者に。『月刊文藝春秋』（文藝春秋）、『週刊ポスト』の記者を経て、現在フリージャーナリスト。『月刊文藝春秋』記者時代、同誌2000年12月号で「『バスジャック少年』両親の手記」を発表し、「編集者が選ぶ雑誌ジャーナリズム大賞スクープ賞」を受賞。

2度の脳疾患で死の瀬戸際に立たされ、さらに3度目の脳梗塞により半身麻痺を患い、現在も療養しながら精力的に取材・執筆活動を続けている。

著書に『死への扉～東海大安楽死殺人』（新潮社）、『早期発見～「シグナル」を見逃すな！』『お医者さんが教える気になる病気のサイン』（以上、大空出版）、『ある日、わが子がモンスターになっていた～西鉄バスジャック犯の真相』（ベストブック）、『漂流する国ニッポン～3・11大震災・福島原発事故で見えた“誰も責任を取らない国”の実相』（フォレスト出版）などがある。

〈装丁〉常松靖史［TUNE］
〈本文DTP〉沖浦康彦

こころの終末期医療

2017年9月19日　　初版発行

著　者　入江吉正
発行者　太田　宏
発行所　フォレスト出版株式会社
〒162-0824 東京都新宿区揚場町2-18　白宝ビル5F
電話　03-5229-5750（営業）
03-5229-5757（編集）
URL　http://www.forestpub.co.jp

印刷・製本　中央精版印刷株式会社

ISBN978-4-89451-973-2　Printed in Japan